Körperpflege durch Gymnastik, Licht und Luft

Paul Jaerschky

Alpha Editions

This edition published in 2022

ISBN : 9789356704060

Design and Setting By
Alpha Editions
www.alphaedis.com
Email - info@alphaedis.com

Contents

Contents

Einleitung.

Körperpflege wird heutzutage in verschiedenster Weise betrieben, da man zur Erkenntnis gekommen ist, daß in unserer schnell lebenden Zeit bei dem gesteigerten Verbrauch an Körper- und Geisteskräften dieselbe dringend benötigt wird. Als Hauptmittel wird dazu das Wasser in seinen verschiedensten Formen gebraucht. Ohne den Nutzen des Wassermittels zu verkennen und ohne seinen hohen Wert schmälern zu wollen, glaube ich doch, daß man demselben häufig einen zu weiten Raum einräumt. Daß dies so ist, kommt jedoch nur daher, daß man die ursprünglichen und natürlichen Pflegemittel des Körpers zu wenig kennt und deshalb zu wenig bewertet.

Wir Menschen sind Geschöpfe, die nicht wie die Fische und andere Wassertiere im Wasser, sondern vielmehr in ihrem natürlichen Element, in dem Licht-Luftmeer schwimmen und sich bewegen sollen. Wir haben jedoch den richtigen Gebrauch des Lichtluftmittels verlernt. Durch unsere Kultur sind wir mehr und mehr dazu gekommen, daß wir den ganzen Körper und jeden Teil desselben noch im besonderen möglichst schützen vor der Luft durch Kleidung, Schuhe, Schirme, Tücher u. s. w.

Ist es da zu verwundern, daß dasselbe Luftmittel, das unseren Körper so unendlich viel Segen bei richtiger Ausnützung bringen könnte, uns verderblich wird, sobald wir mit demselben unfreiwillig und überraschend in Verbindung gebracht werden?

Es ist für den Menschen gut, daß er nicht nur die Vorteile, welche die Kultur bringt, sondern auch deren Nachteile kennen und dadurch dieselben vermeiden lernt.

Deshalb muß die heutige Menschheit, um nicht durch die Bekleidungskultur zu sehr zu leiden, lernen, wie sie sich im Rahmen der heutigen Kultur den Nutzen der Bewegung im großen Licht-Luftmeer zu eigen machen kann.

Die natürlichsten Mittel zur Körperpflege sind erstens die Bewegung, welche dem individuellen Kraftzustand des Menschen entspricht, und zweitens das Licht und die Luft in den verschiedensten Wetterkombinationen.

Bewegung im nackten Zustand, oder mit dem Worte griechischen Ursprungs „G y m n a s t i k" (von γυμνος = nackt) bezeichnet, ist das beste Zuchtmittel des Körpers.

Die alten Griechen haben ihren Körper und Geist nicht zufällig, sondern ganz bewußt nackt geschult; nicht anders liegen die Verhältnisse bei unseren germanischen Vorfahren.

Den Beweis zu erbringen, daß das N a c k t t u r n e n die b e s t e K ö r p e r p f l e g e ist, und das System des Nackturnens so zu erläutern, daß es jeder Mensch, ob Männlein ob Weiblein, ob Kind oder Erwachsener, richtig und bequem zu gebrauchen weiß, ist der Zweck aller folgenden Auseinandersetzungen.

Wenn mein Schriftlein dies erreicht und die Menschen zur persönlichen Kultur anregt, so wird der Wunsch, den Se. Majestät der deutsche Kaiser auf der Schulkonferenz 1890 aussprach: „W i r w o l l e n e i n e k r ä f t i g e G e n e r a t i o n", erfüllt und das deutsche Volk durch vernünftige Selbstzucht von einem Kultursieg zum anderen schreiten.

I. Teil.
Wert der Leibesübung für die einzelnen Körper-Organe und für den gesamten Organismus.

Wer den Körper bewegen will, um denselben zu pflegen, muß den Wert dieser Uebungsbewegungen kennen; nur dann wird er die Leibesübung individuell verstehen und gebrauchen.

1. Wirkung der Leibesübung auf die Muskeln.

Wir wissen, daß ein Muskel, den wir durch einen Verband bewegungslos machen, an Muskelfleisch verliert; wir wissen ferner, daß, wenn wir eine Muskelgruppe besonders stark gebrauchen, dieselbe an Muskelsubstanz zunimmt z. B. die Wadenmuskulatur des Bergsteigers, die Oberarme der Schmiede, die Vorderarmmuskulatur der Klavierspieler.

Dieser Dickenzunahme entspricht die höchste Einzelleistung der Muskeln, die durch Uebung erreicht wird. Gleichzeitig wird aber durch Uebung eine gewisse Unermüdlichkeit der Muskeln erzielt. Fixiert man z. B. den Oberarm und läßt nun den Vorderarm Gewichte heben und notiert die Hubhöhen auf einem rotierenden Zylinder, so findet man, daß die Höchstleistung nur kurze Zeit geleistet werden kann; damit nun die Hubhöhe gleich groß bleibt, muß die Belastung stetig vermindert werden, bis schließlich die kleinste Belastung erreicht wird, bei welcher die Muskeln stundenlang in demselben Tempo fortarbeiten können. Dieser Unermüdbarkeitswert wächst durch Uebung ebenso stark wie der Wert der höchsten Einzelleistung. Und zwar steigt die Tagesleistung (in Kilogrammeter[1]) ausgedrückt auf das 2½fache. Muskelreize bringen den Muskel in Tätigkeit; sie wirken wie der Funke, der die im Schießpulver enthaltenen Spannkräfte zur Explosion frei macht. Oder wie der Lichtreiz, der unter Explosion, Chlor und Wasserstoff zu Chlorknallgas vereinigt. Der normale physiologische Reiz, der im täglichen Leben unsere Bewegungen veranlaßt, ist der Willensreiz. Auch dieser wird durch Uebung größer, deshalb muß auch die Aeußerung des geübten Willens eine mächtigere und ausdauerndere sein. In gleicher Weise erzeugen mechanische, chemische, thermische, elektrische und physiologische Reize aus den chemischen Spannkräften des Muskels Wärme und Arbeit, d. h. er verwandelt chemische in physikalische Kräfte. Dabei verändert der Muskel seine Gestalt, er wird kürzer und dicker und zwar desto mehr, je stärker der wirkende Reiz ist. Entsprechend dem lebhafteren Stoffwechsel sind die Blutgefäße etwas erweitert. Man darf sich das Festerwerden des Muskels nicht etwa so vorstellen, als ob er durch Zusammenziehung den Inhalt seiner Blutgefäße wie einen Schwamm auspreßt. Denn der Muskel besteht ja zu ¾ aus Wasser, einer Flüssigkeit, die fast gar nicht zusammengedrückt werden kann. Die Gestaltsveränderung der Muskeln ist aber nicht nur eine augenblickliche, sondern zeigt sich bei dauernder Uebung in der Muskelmodellierung, d. h. in der dauernden Dickenzunahme des Muskelfleisches und in dem Sichtbarwerden der einzelnen Muskelabschnitte, ihrer Ursprungs- und Ansatzpunkte.

[1] Kilogrammeter ist dasjenige Maß der Arbeit, welches angibt, daß ein Kilogramm ein Meter hoch gehoben wird.

Wichtig ist auch die Elastizitätseigenschaft der Muskeln; denn da dieselben in etwas gedehntem Zustande am Skelett befestigt sind, so suchen sie vermöge ihrer Elastizität zum natürlichen Zustande zurückzukehren, pressen also die Gelenkenden mit einer gewissen Kraft zusammen, verleihen demnach den Gelenken ihre Festigkeit und haben dadurch die Fähigkeit einander entgegenzuwirken.

Je stärker ein Muskel vor seiner Tätigkeit gedehnt wird, um so mehr Kraft entwickelt er.

Wollen wir demnach kräftige Bewegungen ausführen, so müssen wir zu denselben ausholen. Wir dehnen zuvor den großen Brustmuskel, indem wir den Arm etwas nach hinten nehmen, wenn wir den Wurf mächtig gestalten wollen. Soll die Wurfbewegung zart und abgemessen sein, so brauchen wir die der Zusammenziehung vorangehende Vorbereitung der Muskeldehnung nicht.

Ein Springer kann, sofern er wirksam springen soll, nicht aus dem Stande springen, denn der das Körpergewicht emporfedernde große Streckmuskel des Oberschenkels ist bei gestreckter Haltung des Standsprunges zusammengezogen. Um ihn zu dehnen, macht man zuvor die Kniebeuge.

Je härter die Speise ist, die man zu beißen hat, desto weiter schiebt man sie nach hinten zwischen die Backenzähne um die Kaumuskeln zu dehnen und ihre Tätigkeit wirksamer zu gestalten. Um eine weiche Nahrung zu bearbeiten braucht man die Schneidezähne, so daß man den Mund kaum öffnen und die Kaumuskeln nur wenig zu dehnen braucht.

Daraus folgt, daß man bei vernünftiger Leibesschulung die Muskeln zur Erzielung von Höchst-Leistungen so erziehen muß, daß sie mit Leichtigkeit die volle Dehnungsweite ausnutzen können, man aber auch da, wo es auf die größte Entfaltung von Kraft nicht ankommt, vielleicht zum Zwecke einer Dauer- oder Schnelligkeitsleistung sich durch Einschränkung der Dehnungsweite Reservekraft erhält. Auch das „Federn" des Körpers, das er beim Sprung aus größerer Höhe gebraucht, ist nur bei einer bestimmten Muskelelastizität denkbar.

Alle Bewegungen, die wir für gewöhnlich ausführen, sind anhaltende Zusammenziehungen.

Eine ununterbrochene Arbeit können die Muskeln indeß nicht leisten, weil sie ermüden. Diese Ermüdung äußert sich zunächst in einem Gefühl der Schwäche, welches sich allmählig zum Schmerzgefühl steigert; das Gesicht wird rot, Schweiß bricht aus und es treten Mitbewegungen auf, bis schließlich trotz größter Willensanstrengung die Muskeln vollkommen arbeitsunfähig werden und den Dienst versagen. Noch mehrere Tage nach einer derartigen Muskelleistung kann der Muskel schmerzhafte Nachempfindungen äußern, wie wir sie bei dem sogenannten „Turnfieber" beobachten. Ein durchgeübter, d. h. trainierter Muskel dagegen zeigt solche Uebermüdungserscheinungen nicht mehr.

Bekanntlich ist auch der ruhende Muskel im steten Stoffwechsel begriffen. Er entnimmt dem Nahrungssafte des zuströmenden Blutes, um dem Körper die nötige Wärme und Kraft zu übermitteln, Nährsubstanzen und Sauerstoff und gibt Kohlensäure ab. Und zwar nimmt er mehr Sauerstoff auf, als er Kohlensäure abgibt; wir haben also im Muskel einen Sauerstoffspeicher. Aber dieser Sauerstoffumsatz ist beim tätigen Muskel ein wesentlich höherer; denn der Sauerstoffverbrauch und die Kohlensäureabgabe sind bis zum fünffachen gesteigert. Dabci ist, wie bekannte Forscher gezeigt haben, der Sauerstoffgehalt des Körperblutes der Schlagadern noch größer und der Kohlensäuregehalt desselben noch kleiner als beim untätigen Muskel.

Der Muskel hat also trotz des erhöhten Sauerstoffverbrauches durch seine Tätigkeit noch mehr Sauerstoff aufgespeichert als im Ruhezustande. Diese Vergrößerung des Sauerstoffspeichers erreicht der Muskel dadurch, daß er durch Erweiterung seiner Blutgefäße das Blutreservoir so stark vergrößert, daß eine 3-5mal so große Blutmenge den Muskel durchströmt, ferner dadurch, daß mit zunehmender Muskeltätigkeit auch die Atmung vertieft und beschleunigt wird, so daß durch die Lungen während der Arbeit bis zum 4-5fachen mehr Sauerstoff aufgenommen wird als in der Ruhe.

Aber nicht nur die Aufnahme und Verarbeitung der wichtigsten Lebensspeise, nämlich des Sauerstoffs werden durch die Muskeltätigkeit erhöht, sondern auch alle übrigen Muskelbestandteile.

So nimmt die Menge der im Wasser löslichen Muskelstoffe durch Tätigkeit ab, während die Menge der im Alkohol löslichen zunimmt; ferner ändert der Muskel durch Tätigkeit seine chemische Reaktion, denn die neutrale Reaktion des ruhenden Muskels wird beim tätigen durch Bildung von Fleischmilchsäure sauer.

Durch Muskeltätigkeit wird nämlich der Körper- und Muskel-Süßstoff verbraucht, indem derselbe erst in Zucker und dann in Milchsäure verbrannt wird. Als stoffliche Ursachen der Ermüdung des Muskels haben wir bisher folgende Endprodukte des chemischen Umsatzes kennen gelernt:

1. Die Vermehrung der Kohlensäure, von der wir wissen, daß sie, wenn sie sich im Blute übermäßig anhäuft, zum giftigen Gase wird;

2. Die Fleischmilchsäure.

Es sprechen jedoch für den Akt der Ermüdung resp. Erschöpfung der Muskeln noch andere Dinge mit, die Alex. Haig zuerst wissenschaftlich nachgewiesen hat.

Dieser Forscher wies nach, daß, wenn die dem Körper mit der Nahrung zugeführten Eiweißstoffe ungenügend im Körper verbrannt werden, das Blut und Gewebe des Körpers mit Harnsäure belastet werden. Harnsäure ist aber ebenso wie Xanthin, Kreatinin etc. ein nur teilweise verbrannter Eiweißstoff.

Diese Harnsäure verstopft, wahrscheinlich wie ein Klebestoff, die Blutgefäße kleinsten Kalibers, und verhindert dadurch erstens das schnelle Heranbringen des im Blute zirkulierenden Eiweißes an die Gewebe, zweitens die Auslaugung der Stoffwechselprodukte aus denselben.

Zur Erzeugung von Kraft und Ausdauer ist es daher notwendig, das Blut freizuhalten von Harnsäure und den ihr physiologisch gleichwertigen Xanthinkörpern. Denn ihre Anwesenheit bedingt, wie wir gesehen haben, eine Behinderung des Blut-Kreislaufs und eine Anhäufung von Stoffwechselprodukten in den Geweben.

Demnach sind als bisherige Ursachen mangelnder Leistungsfähigkeit nachgewiesen:

1. Die Anhäufung von Kohlensäure,

2. die Anhäufung von Fleischmilchsäure,

3. die Anhäufung von Harnsäure und physiologisch gleichgearteten Xanthinkörpern im Blute,

4. Mangel an Eiweiß im Blute.

Ein gesundheitlicher Training wird daher die genannten Erschöpfungsstoffe möglichst schnell entfernen müssen. In welcher Weise er dies am besten erreicht, werden wir später sehen.

2. Wirkung der Leibesübung auf die Knochen.

In der Jugend sind bekanntlich die Gelenkbänder weich, dehnbar und elastisch, eine Eigenschaft, die sie mit zunehmendem Alter mehr und mehr verlieren. Durch fortgesetzte Uebungen behalten sie jedoch in mehr oder weniger hohem Grade ihre jugendlichen Eigenschaften, ja ihre Elastizität wächst, so daß sie eine große Widerstandskraft gegen Zug erhalten. Die Produktionen der sogenannten Schlangenmenschen beweisen, eine wie hohe Geschmeidigkeit und Dehnbarkeit die Bandmassen bei einem frühzeitig begonnenen Training bekommen können. Ein unbewegtes Gelenk dagegen wird steif, die Gelenkkapsel schrumpft.

Aber auch die Architektur des Knochens selbst wird nicht unwesentlich beeinflußt.

Julius Wolf hat durch seine Untersuchungen nachgewiesen, daß dic Knochen ein Anpassungsvermögen gegenüber den Zug- und Druckkräften der Muskeln besitzen, welches dem Gesetz unterworfen ist, mit möglichst wenig Knochenmaterial eine möglichst große Festigkeit gegenüber den einwirkenden Kräften zu erreichen.

Daher werden die Knochen muskelstarker Menschen nicht nur dicker und fester, sondern werden besser entwickelt an den Befestigungsorten der Muskeln. Man vergleiche nur die glatten Knochen der Kinder und Frauen mit den starken Rauhigkeiten und Knochenleisten kräftiger Männer.

Sehr deutlich ist der Einfluß vernünftiger Leibesübung auf das Rumpfskelett.

Ich erinnere an den sogenannten flachen Rücken, (Fig. 1), wie wir ihn bei kleinen Kindern finden, die zu früh sitzen, bevor noch die Wirbelsäule die nötige Festigkeit erreicht hat, oder an die flachen Rücken der Schneider, als Berufsschädlichkeit, oder an diejenigen flachen Rücken, welche nach Hoffa dadurch entstehen, daß die Muskelenergie zu minimal ist, so daß das Becken in aufrechter Stellung nicht aufgerichtet werden kann. Wie augenscheinlich ist hierbei die Wirkung eines vernünftigen Trainings in Form der Hang-, Gleichgewichts-, Geh- und Laufübungen.

Wie zauberhaft wirken ferner beim sogenannten hohlrunden Rücken (Fig. 2), bei welchem der etwas vorgewölbte Bauch und die starke Lendeneinsattlung sofort ins Auge springen, die tiefen Rumpfbeugen nach vorn!

Betrachten wir ferner d e n r u n d e n R ü c k e n (Fig. 3) d e r J u g e n d , wie er sich ausbildet, nicht nur infolge von Muskelschwäche der Rückenmuskulatur, sondern noch vielmehr durch Willensschwäche, wie er weiter ausgebildet wird durch vieles Sitzen über den kleingedruckten Schulbüchern, namentlich bei Kurzsichtigen.

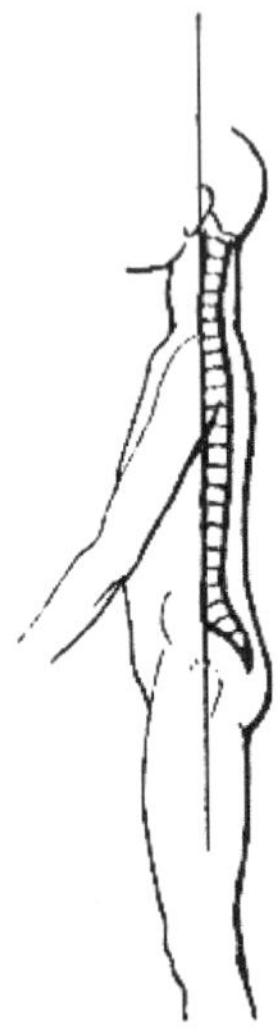

Fig. 1.
Flacher Rücken
(schematisch).

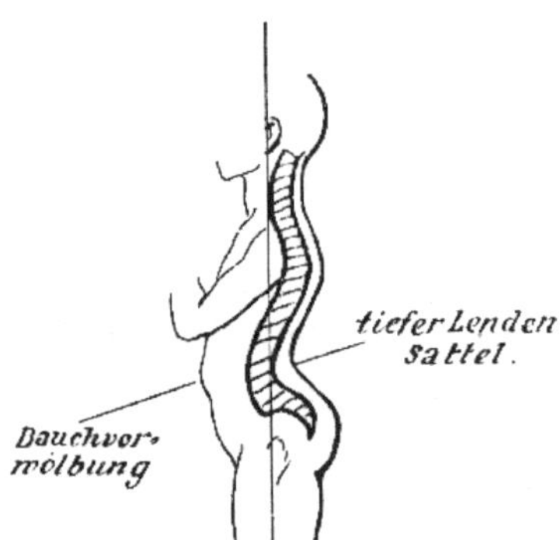

Fig. 2.
Hohlrunder Rücken
(schematisch).

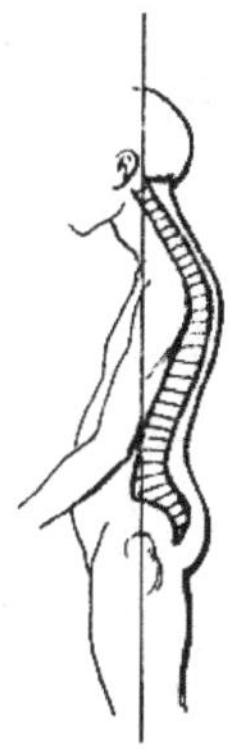

Fig. 3.
Runder Rücken
(schematisch).

Auch hier sehen wir wiederum die wirksame Bekämpfung durch *Gleichgewichtsübungen*, durch Uebungen auf der Schwebekante, Balanzieren von Gegenständen auf dem Kopfe, durch Straffgang, durch den langsamen Schritt in militärischer Haltung, durch Rumpfdrehen, Rumpfstrecken, durch Hang- und Schwimmübungen. Nicht wenig trägt zur Erreichung einer normalen Haltung die moralische Uebung der Leibesübungen bei, denn mit steigendem Kraftgefühl wächst auch die Freude an straffem Wesen und das Schönheitsgefühl, das nur eine gerade Haltung als schicklich und schön anerkennt (Fig. 4).

Tafel I.

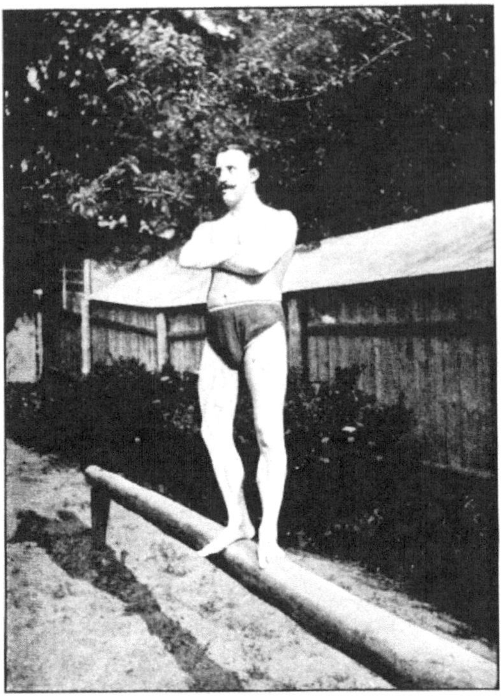

Fig. 4. Balancieren auf dem Schwebebaum. (Gleichgewichtsübung)

Nicht wesentlich anders liegen die Verhältnisse beim runden Arbeitsrücken, oder beim runden Rücken schnell fahrender Radler oder beim runden Greisenrücken.

Und was ich von dem flachen und runden Rücken gesagt habe, gilt ebenfalls für die seitlichen Verkrümmungen, auf deren mannigfache Ursachen ich nicht weiter eingehen will (Fig. 5). Auch hier bewähren sich die Leibesübungen, jedoch muß dabei bemerkt werden, daß beim sportlichen Training leider allzusehr die gesundheitliche Forderung einer guten Haltung, wie wir sie beim militärischen Training finden, vernachlässigt wird.

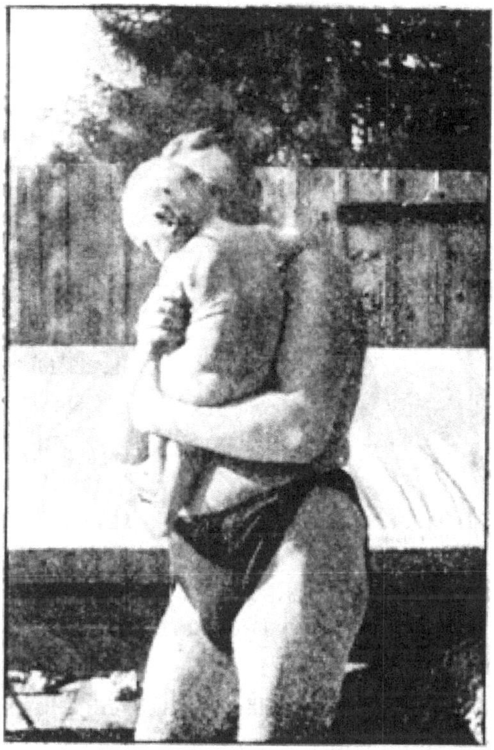

Fig. 5. Seitliche Verkrümmung der kindlichen Wirbelsäule durch fehlerhaftes Tragen desselben.

Nicht minder sichtbar ist der gesundheitliche Einfluß der Leibesübung bei den verschiedenen krankhaften Brustkorbveränderungen. Die schmale Brust, der faßförmige Brustkorb, der gleichsam in der tiefen Einatmungsstellung erstarrt ist, der lahme Brustkorb Schwindsüchtiger, der in tiefster Ausatmungsstellung verharrt, weil die Muskulatur zu schwach zur Rippenhebung ist, die rhachitische[2] Hühnerbrust, die Trichter-, oder Schuster-, oder Töpferbrust und die Schnürbrust sind sämtlich Abweichungen, die durch Leibesübungen zu bessern sind.

[2] Rhachitische Verkrümmungen der Knochen sind die durch englische Krankheit (Rhachitis) entstandenen.

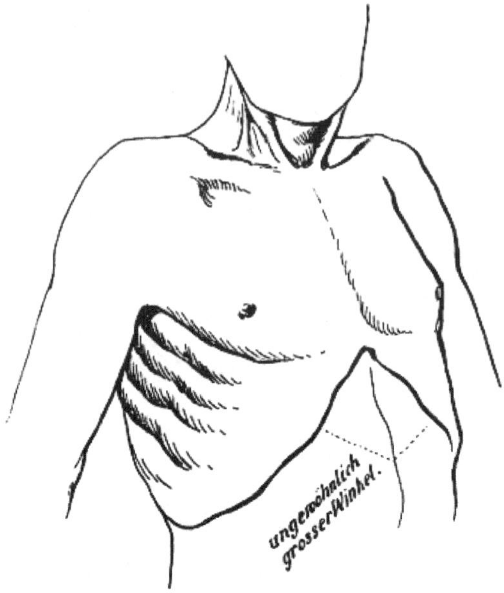

Fig. 6. Faßförmiger Brustkorb (schematisch.)

Vielfache Untersuchungen, die an Soldaten vorgenommen wurden, beweisen übereinstimmend, daß durch die militärische Ausbildung der Brustumfang von 2-5 cm zunahm. Der Brustspielraum hatte also bedeutend zugenommen, ebenso seine Beweglichkeit, ein Beweis des gesundheitlichen militärischen, gegenüber dem einseitigen und dadurch nicht gesundheitlichen Training von Berufsathleten, bei welchen man mehrfach einen durch die Pressung bei schwerer Gewichtsathletik hervorgerufene Beeinträchtigung des Brustspielraums fand, z. B. bei dem berühmten Karl Abs von 2,50 cm, beim Athleten Sutz nur 1,75 cm.

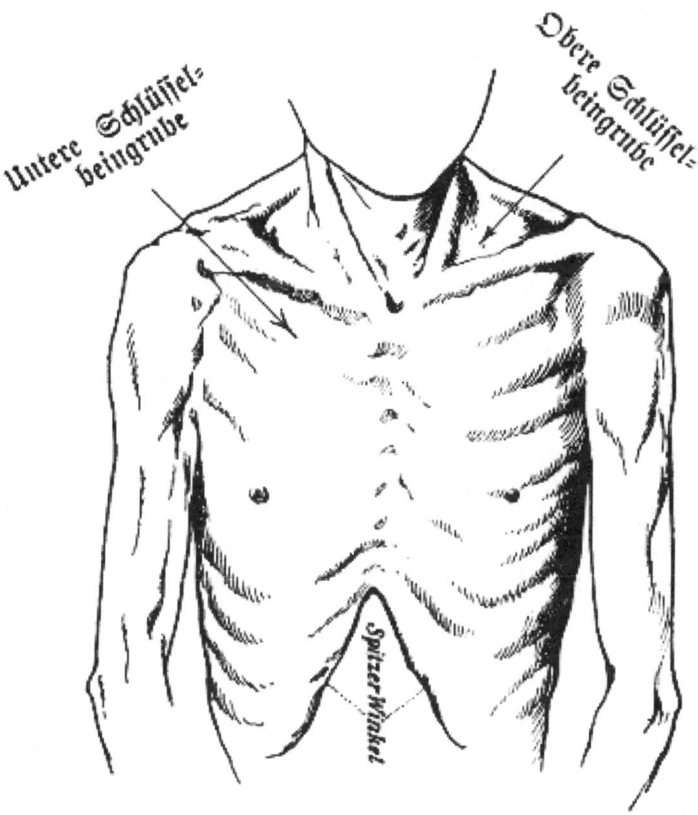

Fig. 7. Der langausgezogene schmale Brustkorb eines Schwindsüchtigen mit den tiefen Nischen der Ober- und Unterschlüsselbeingrube und den eingezogenen Zwischenrippenräumen (schematisch.)

Daraus folgt die gesundheitliche Ueberlegenheit des militärischen und turnerischen Training durch Dauer- und Schnelligkeitsübungen, wie Marschieren, Laufen, Schwimmen gegenüber den forcierten Kraftübungen der Berufsathleten.

Der Training zeigt seine gesundheitliche Wirkung aber nicht nur auf die direkt tätigen, sondern auch auf die übrigen Organe.

3. Wirkung der Leibesübung auf Blut- und Lymphgefäßsystem.

Von immenser Bedeutung ist die Beeinflussung des Blut- und Lymphgefäßsystems durch das Training.

Das H e r z zieht sich bekanntlich in einer Minute 72mal zusammen und leistet damit eine Arbeit von 52½ kgm. Beim r u h i g e n G e h e n steigt die Pulszahl auf 80, die Arbeitsleistung wird damit erhöht auf 58,3 kgm.

Beim s c h n e l l e n G e h e n ist die Pulszahl 100, was einer Arbeitsleistung von ca. 73 kgm entspricht. Bei größten Muskelanstrengungen steigt die Pulszahl auf 200 bis 240, beim angestrengten R a d f a h r e n auf 150-200-250; ähnlich liegen die Verhältnisse beim R u d e r n .

Mit Aufhören der Muskeltätigkeit kehrt die Herztätigkeit noch nicht zur Norm zurück; das Herz wird also länger angestrengt, und dieses Verhalten des Herzens ist um so deutlicher, je länger die Muskeltätigkeit dauert. Die Beschleunigung der Herztätigkeit ist noch 5-15 Minuten nach getaner Arbeit deutlich, ja sie wurde von M o s s o noch 2 Stunden nach einem Bergaufstieg nachgewiesen. Dabei bleibt bei einem gesunden Menschen die Herzarbeit eine regelmäßige. Nur das kranke Herz beginnt seine Tätigkeit auszusetzen. Läßt man das erregte Herz zur Ruhe kommen und nach der Erholung weitere Uebungen anstellen, so wird die gleiche Pulsbeschleunigung wie beim ersten Arbeitspensum erreicht, jedoch dauert die Nacherregung bedeutend länger. Doch nicht nur die Zahl der Pulsschläge, sondern auch der B l u t d r u c k wird beeinflußt, und zwar steigert jede Muskeltätigkeit den Blutdruck, diese Steigerung wird unterbrochen von geringen Blutdrucksenkungen, dauert im wesentlichen nur während der Arbeitszeit, hängt im wesentlichen von dem T e m p o der Arbeit, von der G r ö ß e d e r A r b e i t im Verhältnis zur Leistungsfähigkeit der arbeitenden Muskelmotoren, und von derem T r a i n i e r t s e i n ab. Das Herz wird durch Muskelübungen in den Stand gesetzt, sich energischer und kraftvoller zusammenzuziehen. Die Blutdruckschwankungen nach der Arbeit sind stets wesentlich geringer als während der Arbeit. Die Herzarbeit ist also in sehr hohem Maße von Muskeltätigkeit abhängig.

Aehnlich wie Muskelarbeit wirkt auch T r i n k e n . Durch Trinken wird nämlich die Blutmenge größer, damit steigt der Blutdruck, der zwar bald durch ein vermehrte Harnlassen und Schwitzen ausgeglichen wird, aber doch vorübergehend die Herzarbeit vermehrt. Der Einfluß des Trinkens ist jedoch weniger groß, als der der Muskelarbeit, weil das Blutgefäßsystem sich der stärkeren Füllung durch Erweiterung und Verengerung anpaßt. Am meisten wird Pulsfrequenz und Blutdruck durch beide Momente gleichzeitig gesteigert. Daraus ergibt sich die praktische Regel, d a ß T r i n k e n w ä h r e n d d e r L e i b e s ü b u n g u n t e r b l e i b e n m u ß . Der Einfluß eines vernünftigen Training auf das Herz geht aus der Tatsache hervor, daß unter Beobachtung gewisser Regeln bei einem bestimmten Maß t ä g l i c h e r U e b u n g in der Ruhezeit die Pulszahl unter die Norm fällt, also im G a n z e n r u h i g e r , a b e r d a b e i e n e r g i s c h e r arbeiten lernt. Wichtig wird die Blutverteilung im Körper für die Auswahl der Zeit des Training.

Chauveau und Kaufmann wiesen nach, daß der Stoffverbrauch im maximal arbeitenden Muskel 20mal und die durchströmende Blutmenge 7-10mal größer ist als in der Ruhe. Dieser Vorgang ist nur dadurch möglich, daß die kleinsten Zweige der Schlagadern sich erweitern. Und zwar geschieht die Erweiterung unter dem Einfluß der Gefäßnerven, denen die Antriebe zur Erweiterung gleichzeitig und beigeordnet mit den Bewegungsantrieben für die Muskeln vom Zentrum aus zugehen und zweitens durch Reflexwirkung, indem durch die Muskeltätigkeit eine örtliche Dyspnoe (Atemnot) und damit eine Aufspeicherung von Stoffwechselprodukten erzeugt wird. Die örtliche Erweiterung der Blutgefäße in den tätigen Muskeln wird aber durch eine Verengerung in anderen Gefäßgebieten abgeglichen, da ja die Blutmenge im wesentlichen die gleiche (4-5 Liter) bleibt. In erster Linie nehmen an der Verengerung die großen Bauchgefäße teil, welche für gewöhnlich große Blutmengen beherbergen. „Die Bauchgefäße stellen eine seenartige Erweiterung des Strombettes dar, dessen Blutvorrat durch Kontraktion jederzeit disponibel wird," sagt Zuntz. Aus diesem Blutsee schöpfen die Blutgefäße der Muskeln durch Vermittlung des rechten Herzens, wenn sie durch höchste Arbeit sich und damit die ganze Muskelbahn erweitern. Eine Verblutung in die Muskelgefäße, wie man sie gelegentlich annahm, kann deshalb, solang dieser Blutsee vorhanden ist, nicht statthaben. Während der Verdauung ist dieses Gefäßreservoir stark angefüllt, Muskel und Gehirn dagegen relativ blutleer; daher bestehen in der Verdauungszeit Muskelmüdigkeit und Unlust zu geistiger Tätigkeit. Wird trotzdem in der Verdauungszeit stärkere Muskelarbeit geleistet, so wird naturgemäß die Verdauung verzögert, deshalb sind Muskelübungen während der Verdauung unzuträglich.

Wie das Herz wird auch das übrige Gefäßsystem durch Muskelarbeit beeinflußt.

Die Arterienwände sind normaler Weise elastisch und können dadurch Blutverteilung und Blutdruck regulieren. Büßen sie aus irgend einem Grunde ihre Elastizität mehr oder weniger ein, wie dies bei alten Leuten oder bei Arteriosklerotikern (Arteriosklerotiker ist derjenige Mensch, dessen Gefäßwände mehr oder weniger verkalkt, deshalb starr und unelastisch sind) der Fall ist, so verlieren sie auch ihre Regulationsfähigkeit, sie können sich demnach auch nur ungenügend dem durch Leibesübungen gesteigerten Drucke anpassen. Deshalb sind für Leute mit starrem Arterienrohr die Leibesübungen gefährlich, denselben sind Leibesübungen zu verbieten oder wenigstens erst sorgfältig vorzubereiten.

Die Blutbewegung und der Blutdruck in den Harngefäßen hängen von der Herzkraft, von der Weite und Regulationsfähigkeit der Schlag- und Blutadern (Arterien und Venen) ab. Ist der venöse Abfluß behindert, so tritt eine Stauung in den Organen ein.

Wir wissen nun aber, daß jede Einatmung (Inspiration) das Venenblut ansaugt, also auf den Blutumlauf begünstigend wirkt. Muskeltätigkeit vertieft erfahrungsgemäß die Atmung, ist also schon aus diesem Grunde ein Förderungsmittel beschleunigten Blutumlaufs, andrerseits dehnt und erschlafft der arbeitende Muskel die oberflächlichen Venengefäße. Dehnt man aber einen elastischen Schlauch, so kann derselbe mehr Luft oder Flüssigkeit aufnehmen als zuvor. Er ist dann wie eine Pumpe, bei welcher man den Kolben herausgezogen hat, und der nun die Flüssigkeit aussaugt. So saugen die Venen die Blutflüssigkeit an und pressen sie dann wieder aus. Diese doppelte Vorwärtsbewegung der Blutsäule durch Ansaugen und Auspressen geschieht in der Richtung zum Herzen, denn ein Rückfluß des Blutes wird durch die Taschenventile der Venen verhindert. Bei oberflächlicher Atmung und fehlender venöser Regulationstätigkeit durch Muskelarbeit sahen wir daher Störungen im Organismus wie Stauungen im Pfortadersystem, Krampfadern, Haemorrhoiden etc. entstehen. Es ist bei der Entstehung genannter Leiden noch die Eigenschwere des Blutes zu würdigen, welche durch Herz und Muskeltätigkeit überwunden werden muß, um das Blut zum Herzen hinauf zu heben. Außer den genannten Hilfskräften der Zirkulation, dem Tiefatmen und der Muskelbewegung kommt noch diejenige Muskeltätigkeit in Frage, welche die großen Muskelbinden spannt und entspannt. Letztere wirken nach Braune als Druck- und Saugapparat auf die in der Tiefe liegenden Venen. So die große Halsfaszie und das Poupart'sche Schenkelband. Wird z. B. letzteres durch starke Außendrehung und Ueberstreckung des Beines nach hinten stark gespannt, darauf durch Innendrehung und Beugung entspannt, so werden die daruntergelegenen großen Blutadern gepreßt, darauf stark erweitert, weil ja die Faszie (Muskelbinde) mit der Gefäßwand verklebt ist.

Bewegungen, welche erfahrungsgemäß speziell den Blutumlauf befördern, sind: 1. die Tiefatmungen, 2. die Rumpfübungen, 3. die sogenannten Zirkulationsübungen der Schweden, d. h. derjenigen Uebungen, welche den zu übenden Körperteil durch Drehung um die eigene Axe auswinden, wie man ein nasses Tuch durch Drehung trocken windet. (Siehe Uebungstafel).

Vergleicht man die Arbeitskraft des Herzmuskels mit der Kraft anderer Muskeln, so findet man nach Schmidt, daß das Herz in einer Stunde etwa ebensoviel leistet, wie die Beinmuskulatur, wenn sie während einer Stunde den Körper auf eine Höhe von 500 Metern trägt. Eine gleiche Leistungsgröße haben auch andere Muskeln des Körpers. Ein kräftiger Bergsteiger kann nun diese Leistung im günstigsten Falle während 8 Stunden fortsetzen, dann versagen die Kräfte, das Herz aber arbeitet ruhig, während der 24 Stunden des Tages weiter. Das Herz leistet also das 3fache im Verhältnisse zur Muskelsubstanz, was die Muskeln bei höchster Arbeit leisten können, sogar im gewohnten Zustande der Ruhe. Bei ausgiebiger Muskelbewegung leistet das Herz jedoch das 6-8fache der Ruhearbeit."

„Das Herz kann also im Verhältnis zu seinem Gewicht (⅓ kgm) das 4-5fache an Arbeit leisten als die übrige Körpermuskulatur."

Worin ist nun diese hohe Arbeitsfähigkeit des Herzens begründet?

1. Der Herzmuskel hat bessere Blutzirkulationsverhältnisse als die übrigen Muskeln; Blutzufuhr und Abfuhr sind besser, daher kann er die sogenannten Ermüdungsstoffe leichter fortschwemmen.

2. Die Herzarbeit ist nicht dem Willen unterworfen, sondern wird automatisch und rhytmisch geleistet. Und alle automatisch arbeitenden Muskeln und Nervenzentren haben eine ganz minimale Ermüdung, wie wir dies auch beim Atmungsorgan beobachten können. Der Herzmuskel ist der besttrainierte Muskel, er arbeitet zeitlebens ohne zu ermüden.

Ein dauernd tätiger Muskel wie der Herzmuskel wird selbstverständlich auch wesentlich mehr Nahrung als ein nur zeitweilig arbeitender verbrauchen. Das haben auch die Berechnungen von Zuntz ergeben, welcher fand, daß bei Muskelarbeit durchschnittlich 15% des gesamten Stoffumsatzes nur für Unterhaltung der Herz- und Atemtätigkeit verwendet wird. Aber nicht nur quantitativ, sondern auch qualitativ muß die Nahrung für den Herzmuskel die beste sein, um eine dauernde Tätigkeit leisten zu können.

Und zwar braucht der Herzmuskel mehr noch als jeder Muskel reichliche Sauerstoffnahrung, denn er muß den arbeitenden Muskeln mehr Sauerstoff zuführen und muß größere Arbeit liefern, um die Endprodukte der erhöhten Verbrennungsprozesse zur Ausscheidung bringen zu helfen. Die Eliminationstätigkeit unterstützen die Lungen wesentlich, denn sie besorgen die Kohlensäureentladung und Entwässerung des Blutes in hervorragendem Maße. Nun fand Zuntz bei einem Versuche am Pferde, daß der Sauerstoffverbrauch bei mäßiger Muskeltätigkeit 6mal so groß war, wie bei Muskelruhe. Andrerseits gilt als feststehend, daß in der Ruhe nur etwa die Hälfte des Sauerstoffs verbraucht wird. Daraus folgt, daß mäßige Arbeit allein durch bessere Ausnutzung des Blutsauerstoffes geleistet werden kann, ohne daß der Herzmuskel mehr zu arbeiten braucht. Erst nachdem durch vermehrte Muskeltätigkeit die zweite Hälfte des Sauerstoffvorrats verbraucht ist, wird eine größere Herzarbeit nötig und zwar „nahezu proportional dem Sauerstoffverbrauch", der nach Zuntz um das 15-18fache steigen kann.

Diese Mehrarbeit leistet der Herzmuskel durch Vermehrung der Zahl der Zusammenziehungen und durch Vergrößerung des Schlagvolumens.

Da nun aber die roten Blutkörperchen die Sauerstoff-Flotte vorstellen, d. h. der Sauerstoff an die roten Blutkörperchen gebunden ist, so wird das Herz um so weniger zu leisten haben, also geschont, wenn die Sauerstoff-Flotte recht groß ist. Das an roten Blutkörperchen arme, also auch sauerstoffarme Blut Bleichsüchtiger, wird daher vorzeitig bei starken Muskelanstrengungen Herzermüdung hervorrufen. Ferner ist klar, daß bei einem dünnen wasserreichen Blut wenig rote Blutkörperchen, also auch verhältnismäßig wenig Sauerstoff, zum Herzen gelangt.

Ein gesundheitliches Training muß maximale Leistungen unter Schonung der Herzkraft anstreben.

Es muß also Blut und Gewebe spezifisch schwer zu machen suchen; dies wird erreicht durch Genuß einer nicht zu eiweißhaltigen, aber nährsalzreichen, dabei wasserarmen und reizlosen Nahrung unter gleichzeitiger Trockenlegung der Gewebe durch Schwitzen, Abdampfen und Harnlassen, ohne dabei zu übertreiben, denn eine Wasserverarmung des Blutes kann durch maximale Arbeit, bei zu großer Hitze zum Hitzschlag führen. Will man den Herzmuskel durch Leibesübung zu Höchstleistungen erziehen, so muß man die Uebungsarbeit jedesmal so bemessen, daß der Herzmuskel das allmählich und systematisch aber stetig größer werdende Arbeitspensum ohne Ermüdung leisten kann. Denn bei starker Beschleunigung der Herztätigkeit kontrahieren sich die Herzkammern bereits, bevor ihre Füllung erreicht ist, daher kann auch nicht alles Blut in die Arterien eingetrieben werden, was sich an dem kleinen, schwachen und beschleunigten Puls deutlich zeigt. Es kommt zur Rückstauungskongestion im Lungenkreislauf, zur Lungenschwellung und Lungenstarrheit, und zur Behinderung des Atems. Der Blutüberfüllung im Lungenkreislauf aber entspricht eine Blutarmut im Körperkreislauf. Dadurch entsteht eine ungenügende Speisung aller Organe mit sauerstoffreichem, arteriellem Blut insbesondere des Herzens, welches am meisten zu leisten hat. Dasselbe versagt zuerst, Herz- und Pulsschlag werden unregelmäßig, das Herz hat eine akute Funktionsstörung (Insufficienz) erlitten, welche sich meist nach Aufhören der Anstrengung schnell zurückbildet. Jedoch kann sich aus der akuten Insufficienz eine Herzerweiterung (Dilatation) entwickeln, indem die Herzmuskeln dem gesteigerten Blutdruck nicht genügend Widerstand leisten können, sie werden gedehnt. Derartige vorübergehende Ermüdungszustände des Herzens betreffen mit Vorliebe die linke Herzkammer und finden sich bei jeder Schnelligkeitsübung, wie Schnellauf, schnellem Radfahren, Schnellrudern, Schnellschwimmen etc. Sie können sich durch Herzstillstand bis zum Tod steigern. Ich erinnere an das „klassische Beispiel des Siegesläufers von Marathon, der die Siegesnachricht überbringt und dann tot auf dem Markte in Athen zusammenbricht."

Jede Schnelligkeitsbewegung kann nun aber so eingerichtet werden, daß Herz- und Lungentätigkeit mäßig ansteigen ohne jene Erschöpfungssymptome zu zeigen und dauernd auf dieser mäßigen Höhe erhalten werden, d. h. man macht die Schnelligkeitsübung zur Dauerübung. Ihre Grenze liegt in der Allgemeinermüdung, sie umfaßt also die Muskel- und Nervenermüdung der Kraftübungen und die Herz- und Lungenermüdung der Schnelligkeitsübungen. Die Ermüdungsstoffe sind im Blute übermäßig angehäuft.

Gebraucht man jedoch die Schnelligkeits- und Dauerübungen vernünftig, d. h. steigert man sie nicht bis zur Atemlosigkeit und bis zum Herzklopfen, so können sie die Leistungsfähigkeit des Herzens stetig steigern und das normale Wachstum des kindlichen Herzens in einziger Art fördern. Unterbleibt die rechtzeitige Uebung des Herzens in der Jugend, so ist ein mangelhaft entwickeltes, ein blutarmes, blasses und unterernährtes Herz die Folge, welches wahrscheinlich eine der Ursachen späterer Schwindsucht ist.

Ich erinnere auch an den Wert von Dauer- und Schnelligkeitsübungen in dem Entfettungstraining beim fettumwachsenen Herzen und bei allgemeiner Fettleibigkeit.

Anders wirken die kurzdauernden Kraftübungen auf das Herz. Hier ist es die sogenannte Pressung oder Anstrengung, welche gefährlich werden kann. Wollen wir mit der Extremitätenmuskulatur eine

Kraftleistung vollbringen, so müssen wir den Rumpf zum Stützpunkt der Extremitäten nehmen, d. h. ihn starr machen. Dies tun wir, wenn wir bei tiefer Inspiration die Brustmuskeln zusammenziehen; dadurch pressen wir den Inhalt des Brustkorbes und der Bauchhöhle fest zusammen, entleeren das Blut der Herzkammern schnell, während wir gleichzeitig den Abfluß des venösen Blutes in die Vorhöfe verhindern. Die übermäßige Füllung des Venensystems und die Blutleere des mehr arbeitenden Herzens hören erst auf, wenn die in den Lungen zusammen gepreßte Luft entweicht, der Rumpf seine Starrheit verliert, die Kraftleistung zu Ende ist, und macht einem plötzlichen vehementen Einschießen des venösen Blutes in das geschwächte rechte Herz Platz. Eine vorübergehende Erweiterung des rechten Herzens ist die Folge und kann zu einer mehrtägigen Reizbarkeit führen, die wahrscheinlich durch eine Beleidigung des nervösen Apparates bedingt ist. Abgesehen von dieser Reizbarkeit, die auch eine dauernde bleiben kann, treten als Schädigung der Kraftübungen höhere Grade von Erweiterung des rechten Herzens, Klappenfehler, ja rascher Tod ein. In welcher Weise wir unsere Bewegungen in Rücksicht auf Zentralnervensystem, auf die nervösen Zentren des Herzens und des Gefäßsystems einzurichten haben, werden wir weiter unten sehen. (Weiteres s. auch Eichhorst, Hygiene des Herzens).

Der fehlerhaft Uebende preßt nun häufig schon bei Uebungen, die einen maximalen Kraftaufwand noch gar nicht erfordern. Da sich die Pressung durch den Willen unterdrücken läßt, so ist es Pflicht des Gymnastiklehrers auf die Atemführung bei Kraft- — besonders auch bei Gerätübungen zu achten.

Leichtere Kraftübungen können erst bei längerer Dauer Schädigung hervorrufen, schwere Kraftübungen jedoch, bei denen der Anstrengungsvorgang notwendig ist, führen, wenn sie häufig betrieben werden, zur dauernden Beeinträchtigung des Herzens, der Herzmuskel entartet (degeneriert) und wird schwach.

Schaltet man daher die Pressung bei Kraftübungen aus, unterläßt man bei Dauerübungen plötzliche Steigerungen zu Kraftleistungen und macht die Dauerübung nicht zu abnormen Schnelligkeits- und umgekehrt die Schnelligkeitsübung nicht zur maximalen Dauerübung, so kann man systematisch und vernünftig vorgehend den Herzmuskel vorzüglich trainieren, d. h. den Eintritt seiner Ermüdung weit hinausschieben und eine physiologische Zunahme der Muskelsubstanz erreichen.

Nach Leitenstorfer ist „eine mäßige Herzhypertrophie (Herzvergrößerung), solange sie der Gesamtmuskulatur entspricht, kein krankhafter Zustand, kein Herzfehler, sondern ein auf naturgemäßem Wege errungener Gewinn."

4. Wirkung der Leibesübungen auf die Atmungsorgane.

Nicht minder groß sind die Wirkungen der Leibesübungen auf die Atmung.

Dieselbe geht bekanntlich in den Lungen vor sich und zwar in der Weise, daß durch den Muskelzug der Rippenheber und Zwischenrippenmuskeln die Rippen gehoben werden, dadurch der Brustraum von vorn nach hinten und von rechts nach links hin erweitert wird; durch die Tätigkeit des Zwerchfells wird die Höhe des Brustraums vergrößert. Die Lungen, welche den Brustwänden dicht anliegen, müssen dem erweiternden Zuge der Brustwände folgen, dadurch wird Luft hineingesogen, und die Lungen werden erweitert. Erschlaffen die Einatmungsmuskeln, so wirken die Elastizität und Schwere des Brustkorbes auf die Elastizität der Lungen, drücken die Lungen damit zusammen und bringen die in denselben befindliche Luft zum Entweichen.

Diese Atmungsmechanik können wir durch unseren Willen verflachen oder vertiefen, verlangsamen oder beschleunigen, jedoch nur innerhalb gewisser Grenzen. Gewöhnlich vollzieht sich der Atmungsprozeß unwillkürlich wie die Herzarbeit und reguliert sich automatisch nach dem Atmungsbedürfnis des Körpers.

Bei der gewöhnlichen ruhigen Atmung erneuern wir nun bloß etwa $\frac{2}{6}$ bis $\frac{1}{7}$ derjenigen Luftmenge, die wir bei tiefster Ein- und Ausatmung umsetzen können, nämlich nur 500 ccm = $\frac{1}{2}$ Liter.

Wir machen bei ruhiger Atmung etwa 15 Atemzüge, setzen also $7\frac{1}{2}$ Liter Luft um, bei tiefster Ein- und Ausatmung ist der Umsatz 7mal so groß, also $52\frac{1}{2}$ Liter. Wird nun aber, wie dies ja bei Leibesübungen stets der Fall ist, die Zahl der Atemzüge vermehrt, sagen wir bis auf 45 in der Minute, so erhalten wir einen Luftumsatz in den Lungen von $3 \times 52\frac{1}{2} = 157\frac{1}{2}$ Liter. Dieser Luftumsatz in den Lungen besteht nun darin, daß das Lungenblut Sauerstoff aus der Luft aufnimmt; die Lunge ist also ein Magen, bestimmt zur Aufnahme der wichtigsten Lebensnahrung, des Sauerstoffs.

Ferner erweist sich die Lunge als ein wichtiges Ausscheidungsorgan, denn sie gibt an die

Atmosphäre Kohlensäure und Wasserdampf ab. Vermöge ihrer Fähigkeit, das Verbrennungsgas der Kohlensäure abzugeben, wird die Lunge eines der wichtigsten Organe zur Entgiftung des Körpers, denn die Kohlensäure ist ja einer der Ermüdungs- und Schlackenstoffe, der den Körper in kurzer Zeit vergiftet.

Durch ihre Fähigkeit Wasserdampf zu verdunsten aber kann die Lunge die Körpergewebe trocken legen, eine Eigenschaft, die von immenser Bedeutung ist, wenn man bedenkt, daß damit der größte Bestandteil des Körpers, das Körperwasser, welches ca. 65% des Körpergewichts ausmacht, wesentlich angegriffen, reduziert werden kann.

Die Lunge ist demnach ein bedeutender Drainageapparat des Körpers.

Bedenkt man weiter, daß die Ausatmungsluft wärmer ist als die Einatmungsluft, daß Körperwasser nur durch Erhöhung der Temperatur verdampfen kann, daß also durch den Verdampfungsprozeß jedesmal eine bestimmte Wärmemenge des Körpers verbraucht wird, so ist deutlich, welchen Wert die Lungentätigkeit als Abkühlungsapparat des Körpers hat.

Nun denke man sich, daß die Lungenmaschine als Herz-Kreislauf-Regulierapparat, als Sauerstoffmagen, als Entgiftungsvorrichtung, als Drainageapparat und schließlich als Kühlvorrichtung durch Leibesübung statt ihrer gewohnten Arbeit von 7½ Liter Luftumsatz in der Minute 157½ Liter stofflich umsetzt, dann kann man sich ein ungefähres Bild von dem kolossalen Einfluß eines vernünftigen Lungentrainings auf den Körper machen, und wird umsomehr einsehen, daß dieser Einfluß durch ein vernünftiges Vorgehen reguliert werden muß.

Weiter mache ich aufmerksam auf die Wirkung einer ausgiebigen Tiefatmung.

Da die Lungen durch den Luftkanal des Nasenrachenraums und der Luftröhre mit der Außenluft in Verbindung stehen, so ist der Druck der Binnenluft der Lungen, gleich dem Atmosphärendruck, also = 760 mm Hg (Hg = Quecksilber, als Abkürzung des lateinischen Wortes Hydrargyrum). Wird während der Einatmung der Brustraum durch Muskelarbeit weiter, so muß die elastische Spannungskraft und die Schwere des Brustkorbes überwunden werden. Je größer diese Widerstände sind, d. h. je tiefer eingeatmet wird, desto mehr Arbeit wird geleistet, denn die elastische Kraft, die bei der Einatmung zu überwinden ist, wächst durch tiefste Inspiration von 7 auf 9-30 mm Hg. Es wird durch Tiefatmung also eine immense

Kraft aufgespeichert, welche bei der Ausatmung zur Geltung kommt, indem sie bei Erschlaffung der Einatmungsmuskeln die Lungen zurückzieht.

Je weiter die Lungenbläschen geöffnet werden, um so geringer, und je enger diese Lufträume werden, desto größer wird der Druck sein, den die Binnenluft ausübt. Die Lungen ziehen nun entsprechend dieser ihrer elastischen Kraft an den Brustwandungen und an den im Brustraum gelegenen Hohlorganen. Diese Kraft nennt man Saug- oder Aspirationskraft der Lungen. Der Gesamtinhalt des Brustraumes, d. i. Rippen- und Mittelraum mit Herz- und großen Gefäßen steht demnach, abgesehen von den Lungen selbst, unter einem Druck, welcher gleich ist dem Atmosphärendruck vermindert um denjenigen Druck, welcher der Saugkraft der Lungen entspricht; derselbe ist als der Binnenbrustdruck bezeichnet worden. Derselbe wird also normaler Weise von der Saugkraft resp. von den elastischen Kräften der Lunge reguliert. Je stärker dieselbe zur Geltung kommt, wie bei tiefster Inspiration, desto geringer ist der Binnenbrustdruck.

Bei ruhiger Atmung ist der elastische Zug der Lungen bei Atmungsstellung 9 mm Hg., demnach der Binnenbrustdruck = 760 - 9 = 751 mm Hg.

Bei ruhiger Ausatmung ist der elastische Zug = 7 mm Hg., der Binnenbrustdruck = 760 - 7 = 753 mm Hg.

Bei ruhiger Atmung ist daher der auf die im Brustraum gelegenen Gefäße lastende Druck kleiner, als der auf die außerhalb desselben gelegenen einwirkende. Nach Munk muß daher eine Aufsaugung des Blutes aus den außerhalb des Brustraumes gelegenen Blutgefäßen stattfinden und damit die Blutbewegung beschleunigt werden. Und diese Blutstrombeschleunigung muß um so größer sein, je geringer der Binnenbrustdruck, d. h. je tiefer die Atmung ist.

Die Beschleunigung des Blutstroms macht sich zunächst im Pfortaderkreislauf bemerkbar. Aus den kleinsten Auflösungen der Schlagadern, den sogenannten Haargefäßen (Kapillaren) des Magens, der Milz und des Darmrohrs gehen Blutadern (Venen) hervor und sammeln sich zum sogenannten Pfortaderstamm, der in der Leber von neuem ein Kapillarsystem bildet, aus welchem die Lebervenen entstehen, die in die untere Hohlvene einmünden. Letztere führt das verbrauchte Blut dem Herzen zur Regeneration zu. Durch die kapillare Strombettbildung in der Leber ist die Blutbewegung daselbst eine verlangsamte und erst durch die geschilderte Saugkraft wird sie wieder beschleunigt. Dazu kommt die unterstützende aktive Kraft der Bauchpresse bei der Tiefatmung, d. i. der Herabstieg des wichtigsten Atmungsmuskels, des

Zwerchfells, welches Brust- und Bauchhöhle voneinander scheidet und die Bauchmuskeltätigkeit, welche beide zusammengenommen von oben und von vorn ebenso wie den gesamten Bauchinhalt auch die Leber zusammenpressen.

Die Tiefatmung wird also zu einem willkürlich zu gebrauchenden Massageapparat der Leber, der Därme, der Nieren und aller übrigen Baucheingeweide.

Die Beförderung der Verdauung, der Harnabsonderung, des Stoffwechsels etc. sind unmittelbare und notwendige Folgen.

Derselben Einwirkung aber unterliegt auch der Brustgang des Lymphgefäßsystems (ductus thoracicus), so daß der Lymphstrom vom Darm und den Extremitäten her beschleunigt wird.

In gleicher Weise sucht der negative intrathoracische Druck die Wandungen der Herzhöhlen voneinander zu entfernen; er fördert also die Füllung derselben während ihrer Erschlaffung (diastolische Füllung). Im Röntgenbilde kann man bei starker Herabsetzung des Binnenraumbrustdruckes die Vergrößerung des Herzens beobachten.

Ferner begünstigt die Saugkraft der Lungen auch den kleinen oder Lungen-Kreislauf. In der lufthaltigen Lunge sind die Blutgefäße weiter als in der luftleeren, und wird nun bei der Einatmung der Binnenbrustdruck stärker negativ, so äußert er seinen gefäßerweiternden Einfluß mehr auf die dünnwandigen Venen als auf die starren Arterien. Auf diese Weise erfährt der Lungenkreislauf eine inspiratorische Beschleunigung; dadurch wird während der Inspiration der linken Herzkammer mehr sauerstoffreiches Blut zugeführt als bei der Expiration und der Herzmuskel selbst besser ernährt.

Durch die Tiefatmung aber werden alle genannten Wirkungen stärker als bei ruhiger Atmung und durch systematische vernünftige Atemgymnastik resp. Leibeszucht wachsen:

1. die elastischen Spannkräfte der Brustwände,

2. die elastischen Spannkräfte der Lunge,

3. die mechanische Erweiterungsfähigkeit des Brustraums, der Brustspielraum wird größer und dadurch

4. die vitale Lungenkapazität (Fassungskraft der Lungen für Luft) und werden zu Hilfskräften der Blut- und Lymphzirkulation und sorgen dadurch für eine bessere Ernährung aller Organe.

Durch Vertiefung der Atmung kann man aber nicht nur den Blutumlauf beschleunigen oder verlangsamen, sondern auch Einfluß auf den Blutdruck gewinnen.

Beschleunigt man die Tiefatmung, so steigt der Blutdruck in den Schlagadern während der Ausatmung, verlangsamt man die vertiefte Atmung, so steigt zwar auch der Blutdruck und erreicht seine größte Höhe beim Beginn der Ausatmung, sinkt dann aber, bis er beim Beginn der Einatmung die größte Tiefe erreicht hat.

Es gibt gewisse Zustände der Lungen, welche mit Lungenblähung und Lungenstarrheit einhergehen. Bei diesen Zuständen kann tiefes Einatmen Schaden anrichten, weil es in die bereits blutüberfüllten Lungen noch mehr Blut ansaugt. Hier ist gerade die Entlastung des Blutkreislaufs durch verstärkte und beschleunigte Ausatmung am Platz.

Atmung und Pulszahl stehen stets in einem bestimmten Verhältnis und zwar wie 1 zu 4. Haben wir z. B. 16 Atemzüge in der Minute, so wird die Pulszahl gleich $4 \times 16 = 64$ sein.

Weil dieses Verhältnis nun ein konstantes ist, wir ferner die Atmung willkürlich gestalten können, so werden wir durch Verlangsamung unserer Atmung auch stets einen beschleunigten Puls verlangsamen und durch Beschleunigung der Atmung auch einen verlangsamten Puls beschleunigen können. Wir haben also in der Lunge ein vorzügliches Regulierorgan der Herz- und Kreislauftätigkeit. Dieses Verhältnis zwischen Puls- und Atmungszahl hat zu mannigfachster praktischer Ausnutzung geführt.

So benutzen es Oertel und Herz beim stufenweisen Ein- und besonders Ausatmen (sakkardiertes Atmen), indem sie jeden Atemstoß mit einer Zusammenziehung des Herzmuskels zusammenfallen lassen, was man leicht erreicht, wenn man sich selbst den Puls fühlt und bei jedem Anstieg der Pulswelle einen Atemstoß vollführt. Dieses Stufenatmen beansprucht gleichzeitig geistige Arbeit und wird damit zur sogenannten Aufmerksamkeitsübung.

Der Atmungstraining ist aber auch vorzüglich zu gebrauchen zur Erziehung der Nerven. Es ist dies die Methode des französischen Schauspiellehrers François Delsarte.

Wer hätte nicht am eignen Leibe die Wirkung der Gemütsbewegung bei besonderen Gelegenheiten und Krisen im Leben kennen gelernt!

Ich erinnere nur an die Beispiele des Examenskandidaten, oder des Soldaten beim Beginn der Schlacht, des Bräutigams, der seiner Erwählten sich erklärt, des jungen Theologen, der seine erste Predigt hält etc. Tief atmet der Geängstigte einmal, dann aber ist ihm der Atem wie vergangen, und schließlich jagt die ganz verflachte Atmung, das Herz pocht, der Puls ist beschleunigt, die Gedanken sind verwirrt, er empfindet den Drang zum Harnen oder zur Kotentleerung.

Was ist geschehen? Durch die abnorme Erregung der Nerven ist die Atmung gestört, damit wird aber gleichzeitig durch das bestehende Verhältnis von Atmungs- und Pulszahl entsprechend die Kreislauftätigkeit abnorm. Alle Reize, welche die sogenannte unwillkürliche oder glatte Muskulatur des Gefäßsystems zur Zusammenziehung bringen, wird auch in der glatten Muskulatur aller derjenigen Körperorgane wirksam, die demselben Nerveneinfluß unterstehen. Deswegen zieht sich auch die Blase zusammen und preßt gegen unseren Willen den Urin aus derselben, obwohl ihre geringe Füllung gar keinen Grund zur Entleerung bietet. In gleicher Weise ergeht es dem Darm, welcher durch Knurren und Plätschern und Drang zum Kotlassen die Zusammenziehung seiner Muskelwände und die vermehrte peristaltische Unruhe offenbart.

Gelingt es dem Betroffenen aber, Herr über seine Atmung zu werden, seine Atmung wieder regelmäßig zu gestalten, zu vertiefen und den Atem nach Belieben zu halten, so fallen auch alle genannten Folgezustände der gestörten Atmung fort.

Das Herz in seiner Abhängigkeit von der Atmung, muß die Pulse wieder regelmäßig gestalten und verlangsamen, im Leibe wird die Spannung herabgesetzt, Blase und Darm wieder ausgedehnt.

Nun wissen wir aber, daß nicht nur die Affekte körperliche Veränderungen hervorrufen, sondern auch umgekehrt.

Zum Beweis dafür dient die tägliche Beobachtung. Wie viele Lehrer gibt es nicht, die sich mehr und mehr in Wut reden! Wie viel Leidtragende gibt es doch, die nichts von Trauer über den Hingang irgend einer fremden Person empfinden, die aber ihr Gesicht in Trauerfalten legen und schließlich bis zur wahren Empfindung tiefster Trauer durch die rein äußere Mimik gelangen! So im Leben, so auf der Bühne. Man erinnere sich nur der klassischen Beschreibung dieses psychologischen Vorganges, die Lessing in der Hamburgischen Dramaturgie vom mittelmäßigen Schauspieler gibt, der sich eine Anzahl mimischer Regeln von einem ursprünglich Empfindenden abstrahiert, um seiner Seele das Gefühl des dargestellten Affektes aufzuzwingen.

Haben wir es daher gelernt, unsere Atmung willkürlich zu gestalten, so sind wir auch Herr unserer Affekte.

Nicht zu unterschätzen ist ferner die von den Physiologen bewiesene Tatsache, daß jede ausgiebige Einatmung eine vermehrte Blutansammlung im Brustkorb und gleichzeitig eine relative Blutleere im Gehirn erzeugt. Dadurch tritt eine Verminderung der geistigen Aktivität, eine Abnahme des Bewußtseins, und damit ein psychischer Ruhestand ein. Eine Reihe von forcierten tiefen Einatmungen können sogar, wofern sie sehr rasch hintereinander ausgeführt werden, eine kurze Bewußtlosigkeit hervorrufen, deren man sich zur Ausführung von kleinen chirurgischen Operationen, sowie zur Hypnose bedienen kann. Diese Methode durch beschleunigte Tiefatmung das Gehirn blutleer zu machen, erinnert an die Methode der Javaner durch Fingerdruck auf die großen Halsschlagadern eine künstliche Narkose hervorzurufen.

Um ein System einer guten Atemschule zu gewinnen, ist es notwendig, die einzelnen Faktoren, die die Mechanik des Atmens bedingen, genau zu studieren und sich zu vergegenwärtigen.

Betrachten wir zunächst die Einatmung (Inspiration). Durch die Zusammenziehung des Zwerchfells wird der Brustkorb dadurch erweitert, daß die Rippen gehoben und zwar nach auswärts gehoben werden, jedoch nur solange, als die Baucheingeweide den Bauch füllen. Fehlt der Widerstand der Baucheingeweide, so werden die Rippen nach einwärts gezogen. Daraus folgt, daß bei der normalen Atmung der Widerstand der Baucheingeweide überwunden werden muß, der um so größer ist, je stärker die Därme mit Verdauungsmassen gefüllt sind. Die Baucheingeweide versuchen nun diesem von oben her wirkenden Druck auszuweichen, werden nach hinten aber durch die Wirbelsäule, nach unten durch den Knochenring des Beckens verhindert; so bleibt ihnen nur das Entweichen nach den Seiten und nach vorn, wo die Weichheit der Bauchdecken zur Nachgiebigkeit disponiert. Sind nun die Bauchdecken schlaff und welk, so werden sie durch den Druck mehr und mehr nachgiebig und gedehnt, und es kommt zu der häßlichen Form des runden Dickbauches oder des Spitzbauches, zum Verlust der sogenannten Taille, zur Wampenbildung etc., der häufigsten Degenerationsform des Menschen; andererseits kommt es zu der veränderten unvollkommenen Atmung, als ob die Eingeweide herausgenommen wären, die Rippen werden nicht gehoben und der

Rippenrand nach einwärts gezogen. Es fehlt dem Zwerchfell eben der Stützpunkt der Eingeweide, um die Rippen nach oben und auswärts zu heben. Sind dagegen gekräftigte Bauchmuskeln vorhanden, so spannen sich dieselben an, ohne sich zusammenzuziehen und geben für den Bauchhöhlenkasten auch von den Seiten und von vorn her unnachgiebige und feste Wände ab. Können somit die Baucheingeweide nicht entweichen, so müssen sie selbst den Druck aushalten, werden etwas zusammengedrückt und bieten nun ihrerseits einen festen Stützpunkt zur Hebung und Auswärtsrollung der Rippen. Eine dementsprechende Entfaltung des Lungengewebes und ihre ausgiebige Lüftung sind die notwendigen Folgen.

Ebenso wie der Widerstand der Baucheingeweide, so wirken auch die Zwischenrippenmuskeln als Heber und Auswärtsdreher der unteren Rippen des Brustkorbes. Bei der Verflachung der Atmung, wie wir sie heutzutage bei der Mehrzahl der Menschen finden, werden sie bei sogenannter ruhiger Atmung gar nicht gebraucht, sondern erst bei angestrengtem Atmen und dienen nur dazu, den Brustkorb in mittlerer Weite in Spannung zu erhalten, den Atmungskorb vor Erschlaffung, die Rippen durch Auspolsterung vor gegenseitiger Reibung zu bewahren.

Schließlich gebrauchen wir noch eine Anzahl von sogenannten Hilfsmuskeln, welche bei forcierter Einatmung, bei Atemnot etc. in Aktion treten. Diese Reservemuskeln haben sämtlich die Eigentümlichkeit sich mit dem Schultergürtel in Verbindung zu setzen, sei es, daß sie von demselben entspringen oder an demselben endigen. Sie gehen hin oder kommen her vom Halse, von den Armen, von der Brust oder vom Rücken. Sie spielen aber auch für die ruhige, nicht forcierte Atmung eine nicht unbedeutende Rolle, denn wir sehen bei denjenigen Menschen, bei welchen durch Anlage oder Krankheit diese Muskeln verkümmern und schwinden, nicht nur ein Einfallen des oberen Teiles des Brustkorbes und sonstige Gestaltsveränderungen desselben, sondern auch Verkümmern der darunter gelegenen Lungenabschnitte und mehr oder weniger deutliche Behinderung der Atmung.

Als wichtige Faktoren der Einatmung haben wir demnach kennen gelernt:

1. Das Zwerchfell,

2. den Widerstand der Baucheingeweide,

3. die Spannung der Bauch- und Zwischenrippenmuskeln,

4. die inspiratorischen Hilfsmuskeln.

Bei der Ausatmung (Exspiration) sind im wesentlichen diejenigen Spannkräfte wirksam, welche während der Einatmung aufgespeichert worden sind. Erschlaffen die Einatmungsmuskeln, so wirken einerseits die Elastizität und die Eigenschwere des Brustkorbes und die Elastizität der Lungen, andererseits die aktive Zusammenziehung der Luftröhrenmuskulatur, welche nach Duchenne allein imstande ist, die sauerstoffverbrauchte Luft aus den Enden des Luftröhrenbaumes herauszupressen. Vergegenwärtigt man sich ferner, daß der Leibinhalt durch die Darmgase einerseits und durch den Druck des herabgestiegenen zusammengezogenen Zwerchfells und der gespannten Bauchmuskeln andrerseits komprimiert ist, dadurch elastische Spannkräfte während der Einatmung auch in der Bauchhöhle aufgespeichert werden, so ist es klar, daß diese Spannkräfte während der Ausatmung frei werden müssen, um die Schwerkraft des Zwerchfells zu überwinden. Die Erschlaffung der Einatmungsmuskeln ist aber ebenso wie ihre Inanspruchnahme nicht nur eine automatische unwillkürliche, sondern auch eine willkürliche. Wir können die Bewegung der Ein- und Ausatmung fördern und hemmen, wir können mehr oder weniger Willens- und Nervenkräfte für sie aufwenden, das Atmungstraining demnach sowohl als Schule für die Lungen, als auch der Baucheingeweide, als auch für das Herz- und Gefäßsystem, als auch schließlich für die Nerven gebrauchen.

Auch die Ausatmung hat wie die Einatmung Reservemuskeln zur Verfügung, die sie bei lautem Sprechen, beim Singen oder bei Atemnot während der Ausatmung gebraucht, und zwar sind dies wiederum die Bauchmuskeln, die bei ruhiger Atmung wenig zur Geltung kommen. Fehlen dieselben jedoch oder sind dieselben verkümmert, so kann ein einziger Hustenstoß bereits Gefahr bringen. Es ist also die Bauchpresse, welche sowohl bei der Einatmung wie bei der Ausatmung die aktive Rolle der Hilfsaktion übernimmt, und zwar nehmen ihre einzelnen Muskeln in der Weise teil, daß der breite Muskelgurt des queren Bauchmuskels während der Einatmung nur dann aktiv wird, wenn sämtliche inspiratorische Hilfsmuskeln in Arbeit sind und das Zwerchfell aufs äußerste zusammengezogen ist, um den Ball der Baucheingeweide gegen die an der Kuppe bereits abgeflachte Wölbung des erstarrten Zwerchfells anzupressen und die Rippen gewaltsam nach außen zu heben, während der Ausatmung dagegen nur, wenn das Zwerchfell bereits völlig erschlafft ist. Während für die forcierte Einatmung die übrigen Bauchmuskeln nicht in Frage kommen, helfen bei der angestrebten Ausatmung noch der innere und äußere schräge Bauchmuskel mit, welche die Rippen nach abwärts ziehen.

Die Armbewegungen, soweit sie den Arm vom Rumpf entfernen, dienen im wesentlichen der Inspiration, doch muß man dabei Acht haben, daß das Zwerchfell nicht durch Aktivität der Bauchpresse in seiner Tätigkeit eingeschränkt wird.

Die Beinbewegungen, sofern sie mit aktivem Eingreifen der Bauchpresse geschehen, dienen der Expiration.

Für die mechanische tiefste Erweiterung des oberen Brustkorbabschnittes mit Hebung des Brustbeins, wie wir sie beim Wogen des weiblichen Busens durch Unterdrückung der Atmung in den unteren Abschnitten wegen Korsettgebrauches finden, ist es gut die Exkursionen im unteren Abschnitt durch Aufpressen der Hände zu beschränken, durch welche Stellung der Arme gleichzeitig der Schultergürtel gehoben wird. Dies kann einseitig und doppelseitig geschehen. (Einseitiges und doppelseitiges Tiefatmen siehe Uebungstafel). Empfindet Jemand beim forcierten Tief-, Ein- und Ausatmen Schwindel, so darf nicht zu stark forciert werden.

Passiverweiterungen der Brusthöhle erreicht man durch Heben des Schultergürtels und durch kräftiges Rückwärtsführen der horizontalgestreckten Arme. Dies kann durch Beihülfe eines Gymnasten oder aber durch Hängen in Ringen, am Reck, an der Leiter etc. oder durch Biegungen der Wirbelsäule resp. des Rumpfes nach hinten und nach den Seiten, schließlich auch nach vorn geschehen.

Die Uebung der exspiratorischen Hilfsmuskeln muß während der Einatmung geschehen. Denn eine energische Zusammenziehung der Ausatmungsmuskeln ist unmöglich, wenn die Baucheingeweide nicht energischen Widerstand leisten. Das Zwerchfell darf also nicht nachgeben, dies erreicht man leicht durch Kehlkopfverschluß. Dies gilt jedoch nur für die spezielle Schulung der exspir. Hilfsmuskeln.

Bei anderen Uebungen jeder Art soll nur die unregelmäßige und oberflächliche Atmung bekämpft werden.

Dies erreicht man am sichersten, wenn man die Atmung rhythmisch und tief gestaltet, und man diesen Atemtypus durch Kommando einübt.

Läßt man Beugen und Strecken als Selbsthemmungsbewegung ausführen, so läßt man während des Beugens sowohl tief ein-, als auch tief ausatmen, ebenso während der Streckung.

Bei einer Widerstandsbewegung dagegen läßt man während der Beugung tief einatmen, während der Streckung ausatmen.

Die Einatmung erfolgt im allgemeinen am besten dann, wenn der Muskel positive Arbeit leistet.

Bei allen Bewegungen, welche mit Erweiterung des Brustkorbes einhergehen, läßt man gleichzeitig ein - nicht ausatmen.

Will man allein und einseitig die Hilfsmuskeln der Ausatmung üben, so muß man ebenfalls die Einatmungsphase benutzen.

So ergeben sich die Regeln für die Atemschule von selbst.

Jeder einzelne Akt der Atmung muß für sich methodisch geübt werden, die Einatmung, das Atemhalten, das Ausatmen und das Stufenatmen.

Derjenige Teil der Atmung, der dem Uebenden am schwersten ausführbar ist, muß am meisten geübt werden. Nur so kommt man zu einer vollständigen Beherrschung der Atemmuskeln.

Dieser Atemgymnastik müssen Muskelübungen folgen, welche Hals-, Brust-, Schulter-, Bauch- und Rückenmuskeln kräftigen und ausdauernd machen und schließlich durch Kräftigung aller Muskeln das Atembedürfnis steigern. Denn eine zeitlang je nach dem Grade der Herrschaft, die wir über unsere Lungen erlangt haben, können wir zwar den Atmungsprozeß durch unsern Willen regulieren, dann aber tritt die Selbstregulation durch das Sauerstoffbedürfnis in Kraft. Letzteres aber können wir durch Muskeltätigkeit erhöhen. Empfehlenswertes Training der Atemgymnastik sind die Dauer- und Schnelligkeitsübungen.

Ball- und andere Bewegungsspiele, Gehen, Marschieren, Laufen, Bergsteigen, mäßiges Radfahren, Schlittschuhlaufen, Schwimmen und Rudern. Jedoch darf keine der genannten Uebungen zur Kraftübung werden, die ja durch die notwendige Pressung das Atmungsgeschäft hemmt.

5. Wirkung der Leibesübung auf das Nervensystem.

Fragen wir uns weiter, wie wirken Leibesübungen auf das Nervensystem?

Die Leibesübungen sind im Gegensatz zu den Reflexbewegungen (das sind diejenigen Bewegungen, die selbsttätig durch Erregung von den Empfindungsnerven hervorgerufen werden) gewollte, also dem Einfluß des Willens unterworfen. Der Willenreiz kommt im Gehirn zur Geltung. Das Gehirn schickt den Reiz durch die periphere Nervenleitung zum Endorgan, also zum Muskel, der durch Zusammenziehung seinen Gehorsam beweist. Das Gehirn hat demnach bei Leibesübungen

Arbeit zu leisten, die mit der Zahl der Erregungen wächst. Alle Bewegungen, die wir ausführen, sind (tetanische) anhaltende Bewegungen, die eine Reihe von Reizen in schneller Aufeinanderfolge und zwar, wie Helmholtz gezeigt hat, ca. 20 in 1 Sekunde erfordern. Mit der Zahl der Reize steigert sich auch die Kraft der Einzelkontraktion. Je stärker der Reiz, desto schneller zieht sich der Muskel zusammen. Ein ermüdeter Muskel ist nur durch starke Reize noch zur Arbeit zu bewegen.

„Die vom Gehirn geleistete Arbeit ist daher um so größer, je länger die Kontraktion dauert, je größer die Kraftleistung des Muskels ist und je schneller die Bewegungen ausgeführt werden." Bei allen Bewegungen, die wir ausführen, ist nicht ein Muskel, sondern sind Muskelgruppen zu bewegen. Das Gehirn muß zu allen Muskeln nicht nur Bewegungsreize schicken, sondern sie auch in richtiger Reihenfolge und in bestimmter Abstufung wirken lassen. Diese ordnende Tätigkeit des Gehirns bezeichnet man als Koordination. Man unterscheidet bei der Koordination einer Bewegung dreierlei Arten von Muskeltätigkeit.

1. Die eigentliche kraftleistende Bewegung („Impulsive Muskel-Association" Duchenne),

2. Die mäßigende Bewegung („Moderatorische Muskel-Association" Duchenne),

3. die statische oder haltende Tätigkeit („Kollaterale Association" Duchenne.)

Jede dieser Arten kann in den Vordergrund treten, z. B. bei den Gleichgewichtsübungen die haltende oder die mäßigende bei den Handfertigkeiten, ebenso wie bei der Tätigkeit, der an der Stimmbildung oder bei der Mimik beteiligten Muskeln, kurzum bei der Tätigkeit aller nahe zusammengelegener und zusammengehörender Muskeln.

Müssen Muskeltätigkeiten koordiniert werden, welche größere Teile des Skeletts bewegen, so daß große, weit entlegene Muskelbezirke gleichzeitig in Anspruch genommen werden, so spricht man von Geschicklichkeitsübungen, wie wir sie beim Frei- und besonders beim deutschen Gerätturnen haben.

Je verwickelter eine Bewegung, desto schwieriger ist auch die Koordination und desto größer die vom Gehirn zu leistende Arbeit. Letztere kann jedoch durch Uebung auf ein Minimum herabgesetzt werden, wenn die Bewegung „mechanisiert" worden ist, d. h. wenn im Zentralorgan von der auszuführenden Bewegung ein deutliches Erinnerungsbild entstanden ist. Bei der Erlernung einer jeden neuen Bewegung wird nun unnötig viel Kraft verschwendet. Steifheit der Bewegung und Mitbewegungen offenbaren das Ungeübtsein. Ist dagegen die Bewegung mechanisiert, so geschieht sie leicht und zweckentsprechend, damit wird sie aber kraftsparend und schön.

Unser deutsches Turnen schult aber vorzugsweise die Geschicklichkeit, ist also eine Schule der Koordination; es ist in der Hauptsache eine Nerven- und dann erst eine Muskelgymnastik. Die Koordinationsaufgaben müssen eine systematische Uebungsfolge haben, so daß jede des Kraftaufwandes eine Steigerung erfährt, sobald die vorangehende erlernt ist. Je größer im Zentralnervensystem die Zahl der Erinnerungsbilder vielfacher Bewegungen ist, desto besser wird die Koordinationsfähigkeit auch für bisher unbekannte Bewegungen, desto sicherer wird die Beherrschung des Körpers in allen Lagen.

Unser deutsches Turnen genügt aber nicht für alle Seiten der Nervengymnastik. Eine wohlkoordinierte Bewegung erfordert Ueberlegungszeit wie jeder andere Denkakt. Die vorhergehende Koordination wird bei den sogenannten Aufmerksamkeitsübungen geschult, zu welchen wir die Ordnungsübungen und den Reigen rechnen. Ihr Uebungswert für die Muskeln, für Stoffwechsel, Atmung und Kreislauf ist ein minimaler, dagegen ein maximaler für das Gehirn. Deshalb soll man Menschen, deren geistige Tätigkeit sowieso hohe Ansprüche an die Aufmerksamkeit stellt, mit diesen Uebungen verschonen, um ihr Gehirn nicht zu überlasten. Die Gerätübungen genügen zur Schulung der Aufmerksamkeit allermeist.

Anders liegen die Verhältnisse für die Ausbildung der plötzlichen Koordination.

Im Leben geschehen oft genug Ereignisse, wo man auch schnellste Bewegungen ausführen muß, bei denen man zuvor nicht überlegen kann. Es kommt nicht darauf an, wie die Bewegung ausgeführt, ob ordentlich oder unordentlich, sondern nur, daß aufs schnellste der tatsächliche Zweck erreicht ist. Ich erinnere nur an die Wichtigkeit, welche das schnellste und sicherste Ueberwinden von Hindernissen in der heutigen Kriegführung hat. Die Schnelligkeit der Ausführung der Bewegung ist abhängig von der Schnelligkeit der Innervation und ihre Uebung ein wesentlicher Teil der Nervengymnastik, die in einer harmonischen Leibeserziehung nicht vernachlässigt werden darf.

Diese Art der Nervenübung erzeugt Geistesgegenwart und Schlagfertigkeit und heißt Schlagfertigkeitsübung. Solche Schlagfertigkeitsübungen sind die Lauf- und Ballspiele sowie Kampfspiele, das Fechten, Boxen und besonders auch das Ringen. Die

Schlagfertigkeitsübungen stellen hohe Anforderungen an die Gehirntätigkeit und die übrige Nervenkraft, sie dürfen daher nur von Nervenstarken, nicht von Neurasthenikern oder sonstigen Nervenkranken ausgeübt werden. Für die letzteren sind die automatischen oder halbautomatisch ausgeführten Bewegungen Erholung.

Von hohem Einfluß ist die Psyche bei der Nervengymnastik.

Nacktsein während der Uebung, freundliches Wetter, muntere Gesellschaft, ein lustiges Lied etc. sind Unterstützungsmittel des Nerventraining.

Die Nerventätigkeit geht natürlich mit dem Stoffverbrauch Hand in Hand. Da derselbe während der Tätigkeit nicht schnell genug gedeckt werden kann, so erschöpft sich der Energievorrat. Das Nervensystem bedarf, um Ersatz zu schaffen, Ruhe. Ist bei regelmäßiger Wiederkehr der Ermüdungstätigkeit die Erholung stets eine vollkommene, so wächst die Leistungsfähigkeit, es lernt, weniger schnell zu ermüden.

Besteht jedoch ein Mißverhältnis von Nervenanspannung und Erholung, so entstehen vorzeitige Ermüdung, Nervosität, Neurasthenie und andere Nervenkrankheiten. Daran wird auch nichts durch den Gebrauch von künstlichen Anregungsmitteln des Arzneischatzes oder der Genußmittel geändert. Vorübergehend wird zwar eine erhöhte Nerventätigkeit erzielt, aber nur, damit nachher die Erschlaffung um so größer wird.

Daß Leibesübungen tatsächlich die Geistesermüdung beseitigen, dafür spricht die tägliche Erfahrung, von Ziemßen äußert sich darüber folgendermaßen: „Die Erfrischung und Erholung des angestrengten Nervensystems wird am besten durch körperliche Arbeit bewirkt; die körperliche Arbeit muß an Stelle der geistigen treten, die Glieder müssen sich rühren, während der Kopf ausruht."[3] Leibesübungen verlangen zwar von dem ermüdeten Gehirn eine neue Arbeitstätigkeit, aber sie nehmen andre Gehirnteile in Anspruch, wofern es nicht Aufmerksamkeitsübungen sind. Sie wirken trotzdem erholend, weil Muskeltätigkeit, wie wir gesehen haben, die Blutzirkulation beschleunigt und dadurch die Ermüdungsstoffe fortschwemmt und die ermüdeten Hirnteile häufiger mit sauerstoffreichem Blute durchspült.

[3] Siehe auch Forel, Prof. Dr. Hygiene der Nerven und des Geistes im gesunden und kranken Zustande. Brosch. 2.50. Verlag von Ernst Heinrich Moritz, Stuttgart.

Nun hat Mosso auf Grund seiner mit dem Ergographen gemessenen Leistungsfähigkeit der Muskeln, welche er nach intensiver Geistesarbeit erheblich herabgesetzt fand, behauptet, daß es physiologisch falsch wäre, Geisteserholung durch körperliche Uebungen schaffen zu wollen, weil die Muskelanstrengung nach Geistesanstrengung den Erschöpfungszustand des Gehirns nur steigere. Aber Mossos eigene Versuche widerlegen diese Behauptung. Denn nur nach mehrstündiger, übermäßiger Geistesanstrengung war die körperliche Leistungsfähigkeit herabgesetzt, dagegen nach mäßiger Geistestätigkeit erhöht. Mäßige körperliche Anstrengung erholt, übermäßige erschöpft das Gehirn.

Daß der Wechsel von körperlicher und geistiger Arbeit erholend wirkt, wird leicht verständlich, wenn wir die Erfahrungen des täglichen Lebens uns zu Nutze machen. Sehen wir nicht angestrengt geistig Tätige sich Erholung verschaffen durch andere geistige Arbeit, z. B. Musik-, Schach-, Karten- und andere Erholungsspiele? In jedem Fall wird der psychische Apparat gebraucht, aber stets ein anderer Abschnitt desselben, so daß der zuvor tätige sich erholt, wenn der nächstfolgende arbeitet. Um wie viel größer muß die Erholung des Gehirns sein, wenn man nicht nur einzelne Teile desselben, sondern deren Summe untätig sein läßt durch körperliche Uebungen. Zuntz urteilt darüber: „Die Muskeltätigkeit richtig dosiert, liefert dem Zentralnervensystem durch ihre Stoffwechselprodukte die wirksamsten Narkotika, dic cinzigcn, wclchcn man auch bei dauerndem Gebrauche eine schädliche Wirkung nicht nachsagen kann."

Man kann sowohl für die Nerven, als auch für die Muskeln zwei Arten der Ermüdung unterscheiden, die normale (physiologische) und die krankhafte (pathologische). Erstere tritt nach mäßigen geistigen oder körperlichen Anstrengungen auf und kann durch Willensenergie und starke äußere Eindrücke überwunden werden, um noch eine erhebliche Leistungsfähigkeit zu dokumentieren, dann aber folgt die zweite, für welche eine weitere Kraftreserve nicht mehr vorhanden ist. Die physiologische Ermüdung des Gehirns wird durch maßvolle individualisierte Leibesübung am besten beseitigt. Die Ermüdungsstoffe, die durch körperliche Tätigkeit erzeugt werden, wirken betäubend (narkotisch), wie Mosso nachgewiesen hat, indem er das Blut eines durch Arbeit erschöpften Hundes auf einen gesunden übertrug.

Die physiologische Ermüdung muß nach dem Angeführten für das Training benutzt werden. Je weiter man durch Uebung dieselbe hinausschieben lernt, desto später wird die pathologische

Ermüdung eintreten, d. h. desto größer wird die absolute Leistungsfähigkeit.

6. Wirkung der Leibesübung auf den Verdauungs-Apparat.

Auch der Verdauungsapparat kann durch vernünftiges Training Vorteile haben.

Die Wechselbeziehung von Verdauungs- und Muskelarbeit habe ich ja bereits dargetan. Der gefüllte Verdauungsapparat setzt die Leistungsfähigkeit der Muskeln herab, umgekehrt vermindert die durch Muskelarbeit erzeugte starke Durchblutung des Bewegungsapparats die Absonderung der Verdauungssäfte, und damit die Aufsaugung (Resorption). Da die Bauchmuskeln bei den meisten körperlichen Uebungen aber mittätig sind, werden dieselben andererseits mechanisch befördernd auf die Darmtätigkeit einwirken. Wird also durch Leibesübung die absondernde (sekretorische) Tätigkeit der Verdauungsorgane herabgesetzt, so wird die Bewegungstätigkeit der Darmmuskeln (Peristaltik) verstärkt. Zwar findet man nach plötzlichen sehr ausgiebigen Leibesübungen eine etwas herabgesetzte Arbeit des Verdauungsapparates bei regelmäßigem Betrieb desselben, aber als Endeffekt des Training schließlich eine wesentliche Erhöhung seiner Leistungsfähigkeit. Dieselbe erklärt sich aus der Steigerung des Stoffverbrauchs, welchem sich der Verdauungsapparat anpaßt (akkomodiert). Jedoch gibt es selbstverständlich eine Grenze der Anpassung, die nicht überschritten werden darf. Vernünftig betriebene Leibesübungen werden dieser Anpassungsgrenze unter allmählicher Steigerung der Leibesübungen nahe zu kommen suchen.

7. Wirkung der Leibesübung auf den Geschlechts-Apparat.

Ferner darf die Wirkung gesundheitlich betriebener Leibesübungen auf den Geschlechtsapparat nicht unerörtert bleiben.

Das durch Leibesübung betäubte (narkotisierte) Zentralnervensystem beruhigt auch die Geschlechtssphäre. Dazu kommen die durch Körpertätigkeit hervorgebrachten Veränderungen im Zirkulationsapparat. Die häufigen und reichlichen Monatsblutungen (Menstruationen) der Frauen werden meist am besten durch geeignete Leibesübungen reguliert, die unfreiwilligen Samenergüsse (Pollutionen) eines abnorm reizbaren Genitalapparates verlieren sich durch richtig dosierte Körperbewegungen. Dem vorzeitigen Eintritt der Geschlechtsreife, dem geschlechtlichen

Ausschweifen der Phantasie in der Reifungszeit (Pubertätsperiode) wird am besten durch systematisch betriebene Leibesübungen vorgebeugt.

So sehen wir denn, daß alle Teile des Körpers und des Geistes wesentliche Vorteile von einer vernünftig und individuell betriebenen Körperübung haben können.

Wichtig ist eine richtige Ernährung des Körpers, damit derselbe den erhöhten körperlichen Anforderungen gewachsen bleibt. Zur Bewertung derselben muß man den Einfluß der Leibesübung auf den Stoffwechsel und die Wärmeregulation kennen.

8. Wirkung der Leibesübungen auf den Stoffwechsel und die Wärmeregulation.

Daß der Gaswechsel von Sauerstoff und Kohlensäure (CO_2) durch Muskeltätigkeit gesteigert wird, habe ich bereits besprochen. Nun haben die Wärmemessungs- (kalorimetrischen) Versuche von Atwater und Benedict ergeben, daß die Wärmeerzeugung sowohl in der Ruhe, als auch bei Muskeltätigkeit dem Gaswechsel und dem Verbrennungswerte, der nach den Ausscheidungen bemessenen Verbrauchsnährstoffe entspricht. Die zum Stoffwechsel verwendeten Nährstoffe werden also unter normalen Verhältnissen vollständig zu Wasser, Kohlensäure und Harnbestandteilen verbrannt. Nur bei Sauerstoffmangel in den arbeitenden Muskeln steigt der respiratorische Quotient (Verhältnis von Sauerstoff zu Kohlensäure = CO_2). Man kann demnach aus der Verbrauchsmenge der durch Harn und Schweiß ausgeschiedenen Stickstoffsubstanzen und dem gleichzeitigen Gaswechsel die Höhe des Nährstoffumsatzes während der Muskeltätigkeit berechnen. Da uns nun die Verbrennungswärmen der Nährstoffe bekannt sind, so ergibt sich mit Leichtigkeit die bei der Arbeit aufgewandte Energie. Die Arbeit ist nach Meterkilogrammen meßbar. So fand man, daß für gewöhnlich bei Muskeltätigkeit ⅓ (ca. 35%) der erzeugten Energie mechanische Arbeit, ⅔ Wärme werden. Bei starker Muskelermüdung, sowie bei Arbeiten, für welche wir nicht trainiert sind, verringert sich der mechanische Nutzeffekt. Uebung und guter Ernährungszustand setzen den Stoffverbrauch erheblich herab. Der vernünftig Trainierte wird also den relativ geringsten Stoffverbrauch haben. Nun hat sich durch Zuntz's Versuche herausgestellt, daß Eiweiß, Fette und Kohlehydrate gleichwertig [4] für die Erzeugung der Muskelleistungen sind, jedoch kann nach Pflueger das Eiweiß für sich allein zu hohen Muskelleistungen befähigen, während die stickstoffreien Fette und Kohlehydrate gleichzeitig noch einen bestimmten Eiweißumsatz nötig machen. Dagegen hat sich gezeigt, daß durch körperliche Uebungen der Eiweißzerfall nicht entsprechend (proportional) der geleisteten Arbeit gesteigert wird, wie dies beim Umsatz der stickstoffreien Nährstoffe der Fall ist. Das stimmt auch genau mit den Resultaten von Pettenkofer und Voit überein.

> [4] Chauveau und Seegen nahmen den Zucker als einzige Muskelkraftquelle an und glaubten, daß Eiweiß und Fett nur insofern zur Bildung mechanischer Leistungen zu gebrauchen wären, als aus ihnen erst Zucker gebildet werden müßte. Diese Annahme ist aber deswegen eine irrige, als durch diese Umbildung ja große Wärmemengen für die Muskelarbeit verloren gehen müßten. Die aus Fett und Eiweiß gebildeten Kalorien müßten also einen geringeren Nutzeffekt haben. Das stimmt mit den physiologischen Tatsachen jedoch nicht überein.

Der Stoffverbrauch während der Leibesübung betrifft also in erster Linie die Kohlehydrate und Fette.

Damit ist bewiesen, daß der Muskel imstande ist, für die Arbeitsleistung die benötigte Spannkraft aus Fett oder Kohlehydraten zu entnehmen, es ist aber damit nicht gesagt, daß die Muskeln etwa gar kein Eiweiß gebrauchen und verbrauchen können. Es wird im Gegenteil nach den übereinstimmenden Resultaten aller Physiologen eine gewisse Menge der Eiweißzufuhr gefordert zur Erhaltung der Kraft und zur Wärmebildung besonders bei gesteigertem Stoffwechsel, wie er bei Leibesübungen auftritt.

Da nun Eiweiß eine höhere Verdauungsarbeit als die stickstoffreien Körper beansprucht, den arbeitenden Muskeln also mehr Blut entzieht, als sie zu ausgiebiger Arbeit gebrauchen, da sie ferner die durch die Leibesübung an sich gesteigerte Wärmebildung noch erhöhen, so ist es nicht ratsam, während der Leibesübungen eine eiweißreiche Kost zu genießen. Casparis Versuche haben ferner gelehrt, daß bei längere Zeit betriebenem Training der Eiweißzerfall stetig geringer wird, ein Umstand mehr, der dem Trainierenden zu gute kommt und ihn heißt, die Eiweißzufuhr auf ein physiologisches Minimum herabzusetzen.

Für die schnelle Beseitigung einer bereits eingetretenen Ermüdung während der Dauer einer Leibesübung eignet sich am besten der Zucker, wahrscheinlich deswegen, weil er am schnellsten verdaut wird.

Leibesübungen steigern in jedem Falle die Körpertemperatur und zwar erheblich stärker in der Peripherie, als im Körperinnern. Die periphere Erwärmung der Extremitätenmuskeln befördert den Stoffwechselumsatz und damit die Arbeitsleistung. Die

Muskeln leisten daher zu Anfang weniger, als wenn sie 10-15 Minuten gearbeitet, und damit einen Kalorienzuwachs von ca. 50 Kalorien erfahren haben.

Auf die näheren Wärmeverhältnisse während des Trainings komme ich später erst zurück, hier sei nur die Tatsache der Erhöhung der Arbeitsleistung durch Erhöhung der Wärmeproduktion bei den Uebungen festgelegt.

Bezüglich der Trainingdiät sei weiter gesagt, daß es nun nicht allein auf den genügenden Stoffersatz ankommt, sondern auch darauf, daß möglichst wenig Ermüdungstoffe entstehen, und wofern sie entstanden sind, leicht zum Export gelangen. Nach den praktischen Erfahrungen hat sich eine harnsäurefreie, reizlose und mehr feste Ernährung herausgestellt als diejenige, die am wenigsten zur Ermüdung disponiert, und bei der die Ermüdung am schnellsten überwunden wird. Die Nahrung darf nicht heiß genossen werden, und nicht in größerer Menge, als vom Körper mit Leichtigkeit vollständig verbrannt werden kann.

9. Wirkung der Leibesübungen auf die Sinnesorgane.

Durch die Sinne tritt der einzelne Mensch in Verbindung zur Außenwelt und zu seinen Mitmenschen. Er empfängt die ersten Eindrücke durch dieselben. Er riecht die Blumen vermöge des Geruchsinnes, er schmeckt den Honig durch den Geschmacksinn, er sieht die Farben und Formen mittels des Lichtsinnes, er hört Geräusche und Töne mittels des Gehörsinnes, er tastet und orientiert sich im Raum mittels des Hautsinnes. Das, was der einzelne Sinn beobachtet und erfahren hat, das setzt er sich im Gehirn wieder zusammen und schafft sich vom Gesehenen, Gehörten, Geschmeckten etc. geistige Bilder, die um so ausgeprägter im Gedächtnis bleiben, je präziser und je feiner die Sinne beobachtet haben. Hat das Gehirn einen gewissen Vorrat von Sinnesbildern aufgespeichert, so kann es auch ohne Hilfe der Sinne sich Dinge vorstellen, welche ihm nur geistig z. B. durch Erzählen vorgeführt werden. Diese geistige Hervorbringung der Gedächtnisbilder ist aber nur eine Reproduktion und Kombination der vorhandenen Sinnesbilder. Ohne Sinnesbild kein geistiges Anschauungsbild, kein Erinnerungsbild, kein Urteilbild, kein Vergleichsfeld, kein Phantasiebild, kein Begriffsbild. Umgekehrt, je feiner und sorgfältiger, je detaillierter und nüanzierter das Sinnesbild, um so besser und ausgeprägter auch alle Arten der geistigen Bilder. Zunächst muß man daher selbständig beobachten lernen, dann lernt man auch selbständig denken und wird geistig stark, im anderen Fall aber geistig schwach und nervös.

Außer dem Denkvermögen besitzt nun das Gehirn noch ein Gefühls- und ein Triebleben. Denken, Fühlen und Wollen sind die drei Haupteigenschaften desjenigen, was wir als Seele bezeichnen.

Die Gefühle benennen wir nach den Quellen, aus denen sie entspringen, als Schönheits-, Wahrheits-, moralische und religiöse Gefühle.

Das Schönheitsgefühl entspringt der Wahrnehmung der Sinne. Die feinsinnige Nase riecht Dinge, welche der stumpfsinnigen verborgen bleiben; jene kann auch größere Geruchsmengen genauer beurteilen als diese, kurzum, sie hat höhere Kraft und größere Leistungsfähigkeit, und wird dementsprechend die Grenzen für Wohlgeruch und Ekel anders ziehen. Ein gleiches Verhältnis hat für den Geschmacks-, den Haut-, den Gehör-, den Augensinn statt.

Das ungebildete, stumpfe Ohr kann Unreinheit und Reinheit der Töne weniger unterscheiden und beurteilen als das feinhörige, das stumpfe Auge sieht weniger weit und detailliert inbezug auf Form und Farbe als das feinsinnige, und kann weniger Licht verarbeiten.

Je geübter die Sinnesorgane sind, desto mehr Kraft können sie in jeder Beziehung entwickeln, und desto mehr wird das Schönheitsgefühl vertieft. Je vertiefter aber dasselbe ist, um so mehr schöne Handlungen werden demselben entspringen. Ebenso wie die Sinne kann aber auch der Geist das Schönheitsgefühl hervorrufen. Durch den Reichtum der Darstellung und der Formen wird er uns für Schönheit begeistern.

Die Kraft der Sinnesorgane und die Größe der Denkkraft bedingt demnach die Vertiefung des Schönheitsgefühls.

Dem Schönheitsgefühl ist das Gefühl für Wahrheit verwandt. Je genauer eine malerische, architektonische, musikalische, rednerische etc. Komposition die Haupt- und Nebenmomente trifft, um so lebenswahrer ist sie, und desto lebhafter empfinden wir das Gefühl der Wahrheit. Dasselbe kann aber auch rein geistiger Natur sein. Je eingehender wir einen Gegenstand geistig durchdringen, je genauer wir Licht und Schattenseiten erkennen, um so näher kommen wir der Wahrheit, um so mächtiger wird das Lustgefühl für die Wahrheit in uns lebendig. Je größer also die Denkkraft, um so intensiver das Gefühl für Wahrheit. Je tiefer das Wahrheitsgefühl ist, um so mehr wahre Handlungen entspringen demselben.

Aehnliches gilt auch für die sogenannten moralischen Gefühle.

Betrachtet man das Aeußere des Tieres, der Pflanze oder schließlich des Menschen, so kann im Menschen das Gefühl der Schönheit entstehen, ergründet man die Lebensbedingungen der Wesen, so kann in uns das Gefühl der Wahrheit hervorgerufen werden, bringt man die Lebensbedingungen der Wesen mit der Außenwelt der organischen und unorganischen Natur in ordnende Verbindung, gibt man denselben entsprechend ihrer erkannten Natur und Zweckmäßigkeit den richtigen Platz, die gebührende Rücksicht und Pflege, so entsteht in uns das moralische Gefühl; wir fühlen, daß wir unsere Pflicht tun möchten. Jede Tätigkeit unseres Organismus, jede beabsichtigte oder unbeabsichtigte Handlung des Menschen steht aber entweder in Harmonie oder Disharmonie mit den natürlichen Lebensbedingungen unserer selbst, sowie aller anderen Organismen, ist also schon aus sich entweder moralisch oder unmoralisch. Wir haben also die Pflicht, die Erkenntnis dieser Lebensbedingungen in uns zu fördern, damit wir ihre Zweckmäßigkeit erfahren. Diese Erkenntnis wird uns aber, wie wir gesehen haben, in erster Linie durch unsere Sinne.

Die Schulung, resp. Veredelung der Sinne ist daher für die Erzeugung einer gesunden Moral Voraussetzung. Pervers gerichtete Sinne bringen auch eine perverse Moral hervor. Unser jetziges Kulturleben mit seinen Perversitäten bezeugt dies.

In abnormer und übertriebener Weise wird das Sinnesleben der modernen Menschen beansprucht, daher vorzeitig verbraucht und falsch gerichtet. Was Wunder, daß Irrenhaus und Zuchthaus so bevölkerte Sammelplätze aller derjenigen Personen geworden sind, deren Denk- und Handlungsweise so sehr vom normalen abweicht, daß sie zur Gefahr für ihre Umgebung werden! Nur auf dem Wege der Gesundung und Gesunderhaltung der Sinne wird man auch einen Gesundheitszustand der Moral erhalten.

Dasselbe, was ich vom Schönheits-, Wahrheits- und moralischen Gefühl gesagt habe, gilt von jeder Art des Gefühls, z. B. auch von dem religiösen Gefühl, d. h. demjenigen Gefühl, welches uns in ein bestimmtes persönliches Verhältnis zur Gottheit bringt.

Wie das Gefühl auch immer heißen mag, in jedem Fall wird dasselbe durch die Kraft des Geistes vertieft.

Nicht minder abhängig, als die Denk- und Fühlkraft der Seele von den Sinnen ist, ist auch das Triebleben oder die Willenskraft von denselben.

Die geschulten Sinne melden früher und intensiver die Verunreinigung von Wasser, Luft, Speisen etc. an als stumpfe Sinne, erzeugen demnach ein viel lebhafteres Empfinden der energischen Abwehr. Ebenso steigert eine vertiefte Erkenntnis die Energie des Willens.

Die Kraft der Sinnesorgane kann aber durch Leibesübungen erheblich gesteigert werden, wofern man nur jegliche einseitige Uebung eines Sinnes vermeidet, wofern man den richtigen Wechsel von Ruhe und Arbeit der Sinnesorgane berücksichtigt und schließlich jegliche Uebermüdung der Organe ausschaltet.

Die Sinnesorgane haben im wesentlichen ihren Sitz im Kopf und in der Haut. Alle diejenigen Uebungen, welche eine Erholung des Kopfes und des Hautorgans bewirken, werden auch die Sinnesorgane erfrischen.

Tafel II.

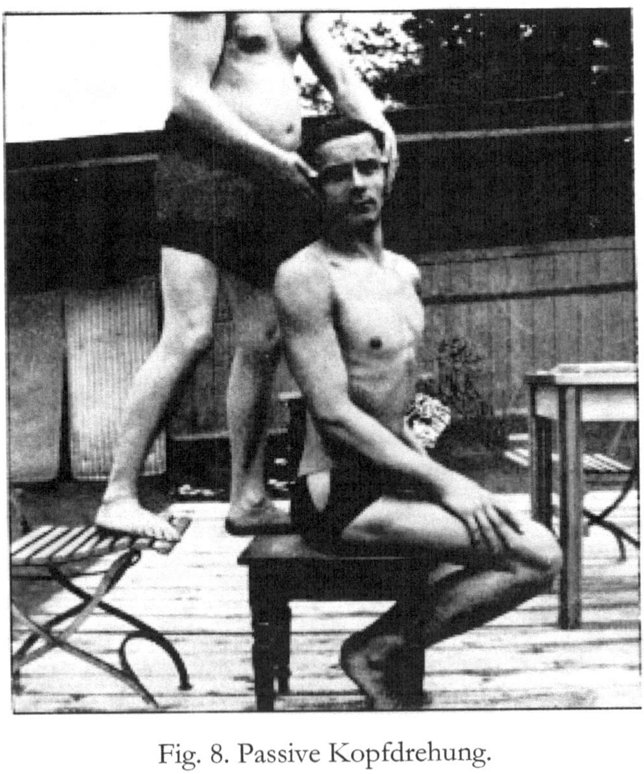

Fig. 8. Passive Kopfdrehung.

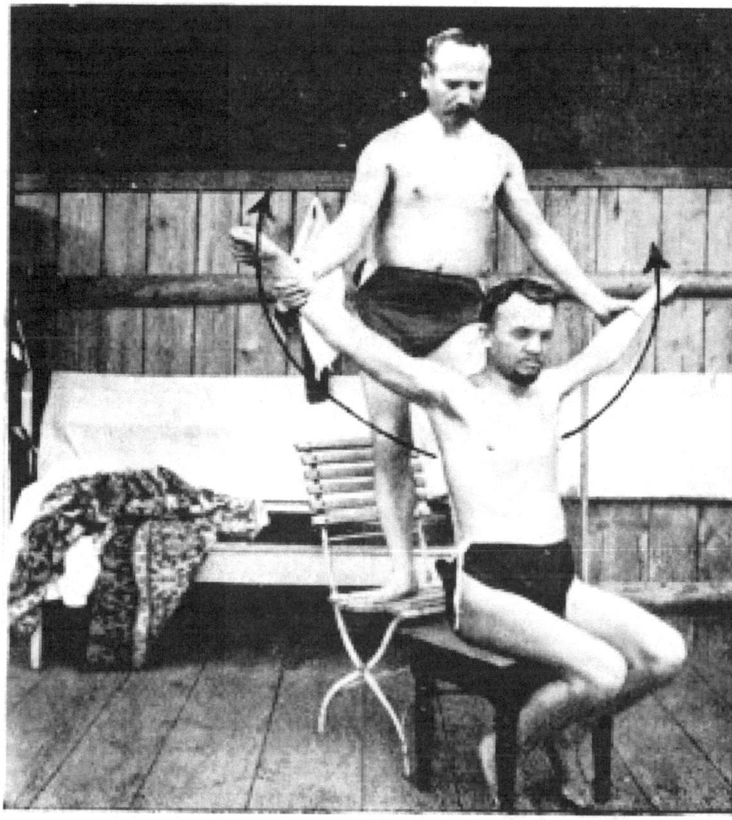

Fig. 9. Passives Auseinander- und Zusammenführen der Arme. (Künstliche Atmung.)

Ein wichtiges Moment, das bei der Uebung der Sinnesorgane beachtet werden muß, ist, daß man den betreffenden Sinn nicht nur vielseitig methodisch übt, sondern auch stets rechtzeitig r u h e n läßt. Will man z. B. das Fernsehen des Auges üben, so tut man gut, daß man den in der Ferne zu schauenden Gegenstand zunächst nach Form, Farbe etc. ganz genau aussieht, die Augen darauf schließt, und geistig sich das Gesehene veranschaulicht. Hat man diese geistige Photographie in allen Nuancen dem Gedächtnis einverleibt, so erweitert man die Entfernung. Nachdem man durch Schließen der Augen denselben die nötige Ruhe verschafft hat, besieht man mit dem erholten gekräftigten Sehorgan aus weiterer Entfernung, sucht alle Details des Erinnerungsbildes unter abwechselndem Schließen und Oeffnen der Augen wiederholt zu schauen. So lernt das Auge methodisch das Fernsehen, auf ähnliche Weise trainiert man dasselbe im Farben- und Perspektivsehen etc.

Tafel III.

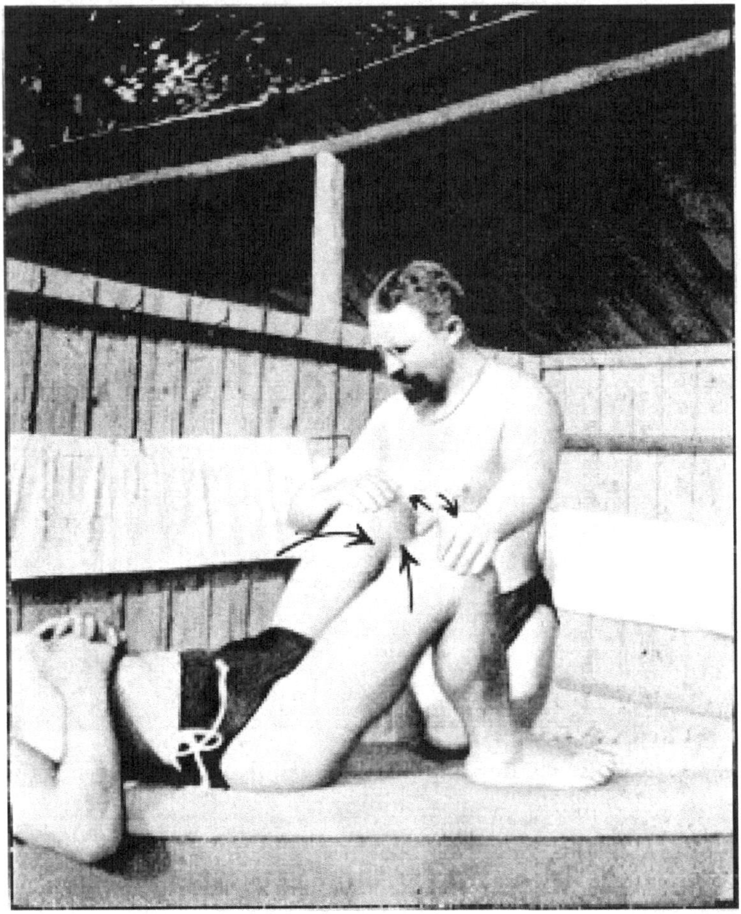

Fig. 10. Oeffnen und Schließen der Beine als Widerstandsbewegung.

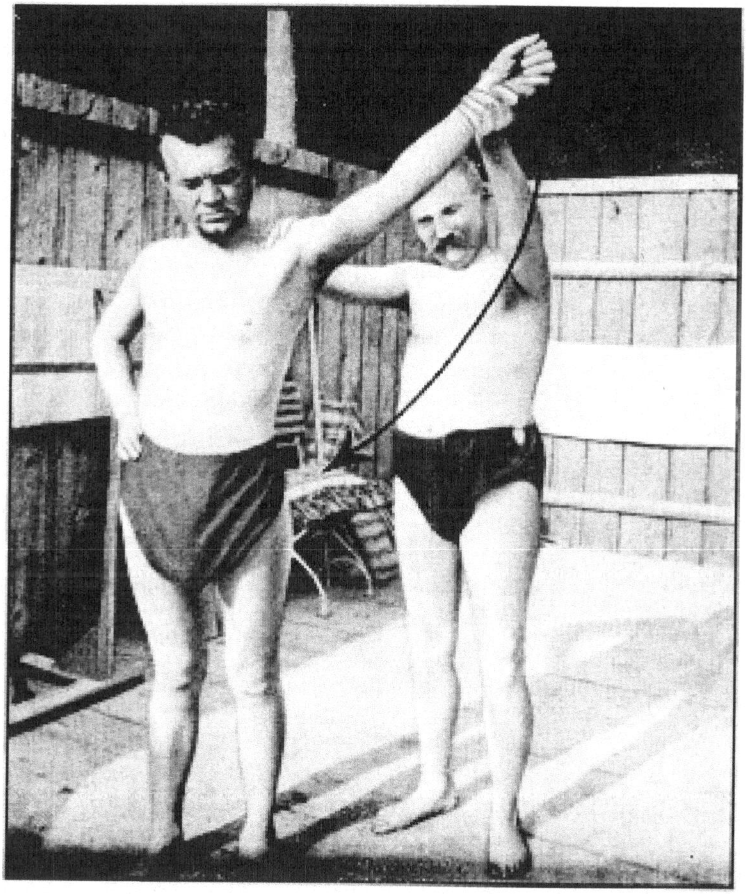

Fig. 11. Armsenken als Selbsthemmungsübung.

In gleicher Weise lernt das Ohr hören, die Haut tasten, die Nase riechen, die Zunge schmecken.

II. Teil.

Wert einiger besonderer Arten der Bewegung.

Haben wir nun erfahren, wie Leibesübungen auf alle Teile des Körpers und Geistes wirken, so müssen wir uns einige Sonderheiten derselben vergegenwärtigen, um sie individuell und zu bestimmten Zwecken erweitern zu können.

Denn Bewegungen dienen nicht allein dem Zwecke des Gesundwerdens und Gesundbleibens, sondern können zur Selbstzucht benutzt werden, wie dies in der sogenannten pädagogischen Gymnastik geschieht, wo man bestrebt ist, den Körper dem eigenen Willen zu unterwerfen. Oder man kann die Bewegungen benutzen, um einen fremden Willen unter den eigenen zu beugen, wie dies z. B. beim Schießen, Fechten etc. in der militärischen Gymnastik statt hat. Schließlich kann man Bewegungen ästhetisch benutzen, um sein Denken und Fühlen körperlich zu veranschaulichen.

Wir können nun unsere Bewegungen so einrichten, daß wir uns dabei ganz gleichgültig (passiv) verhalten und unsere Glieder von einem zweiten Menschen oder einer Maschine bewegen lassen. Dann spricht man von einer Passivbewegung. (Fig. 8 und 9.)

Oder wir können unsere Glieder selbsttätig bewegen, dann spricht man von einer Aktivbewegung.

Diese Aktivbewegungen kann man sehr verschiedenartig gestalten. Man kann z. B. einen Widerstand einschieben. Beugt man den Arm im Ellenbogengelenk, während ein anderer Mensch diese Beugung zu verhindern sucht, so muß man dessen Kraft beim Widerstand überwinden. Hält man den Arm in der Beuge, ein zweiter Mensch streckt mit stärkerer Kraft denselben, so daß man nun entsprechend der eigenen Kraft nachgeben muß, so fügt man sich dem Widerstand. In dem ersten Falle spricht man von einer aktiv duplizierten, im zweiten von einer passiv duplizierten Widerstandsbewegung. (Fig. 10, 14, 14a, 15.)

Der Widerstand kann in der verschiedensten Weise gegeben sein, z. B. durch menschliche Gegenkraft beim Ringen, durch maschinelle in der Heilgymnastik, durch Gewichte beim Hanteln oder in der Schwergewichtsathletik etc.

Wenn man den Widerstand aus dem eigenen Ich, dem eigenen Willen heraus schafft, so spricht man von einer Selbsthemmungsbewegung. (Fig. 11.) Geht man z. B. denselben Weg, den man gewöhnt ist in fünf Minuten zurückzulegen, absichtlich unter Beanspruchung der völligen Aufmerksamkeit in zwanzig

Minuten, so ist man genötigt, den Schritt um das vierfache zu verlangsamen. Man wird seine ganze Willenskraft und Aufmerksamkeit darauf richten müssen, die Schritte so zu hemmen, daß man nicht ungleichmäßig ausschreitet oder stehen bleibt oder schneller wird, als man sich vorgesetzt hat.

Geht man diesen Weg bergan oder mit einem Menschen am Arm, welcher gewohnheitsgemäß langsam ausschreitet, so wird einem die Bremsarbeit leichter fallen als unbelastet und ungehindert. Die langsamste und am wenigst belastete Selbsthemmungsbewegung erfordert die höchste Arbeit.

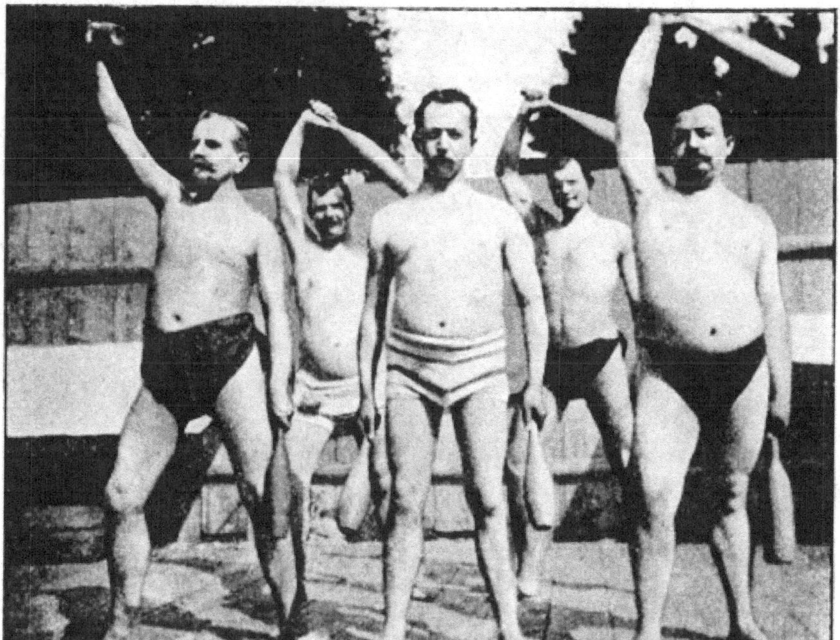

Fig. 13. Keulenschwingen, eine Förderungsbewegung.

In gewissem Gegensatz zur Selbsthemmungsbewegung steht die sogenannte Förderungsbewegung. (Fig. 12, 13, 14a.) Diese Bewegung hat keinen Widerstand zu überwinden und geschieht rhythmisch und automatisch ohne jede Anstrengung körperlicher oder geistiger Art. Sitzt man z. B. im Schaukelstuhl und wiegt sich in demselben hin und her, so bedarf es nur des ersten Anstoßes, dann schwingt der Körper im Stuhle hin und her, ohne daß man die Muskeln in Bewegung setzen oder das Gehirn durch den Aufmerksamkeitsakt in

Anspruch zu nehmen braucht. Eine derartige Bewegung ist auch das Gehen in der Ebene, denn das Körpergewicht stellt hier die Schwungmasse vor, welche den Körper rhytmisch und automatisch fortbewegt. Und gerade der Rhythmus der Bewegung ist dabei das fördernde Moment, man denke nur, wie leicht man beim Marsche ausschreitet, den man nach dem Rhythmus einer Musikkapelle etc. ausführt, wie leicht man nach den Klängen der Musik tanzt.

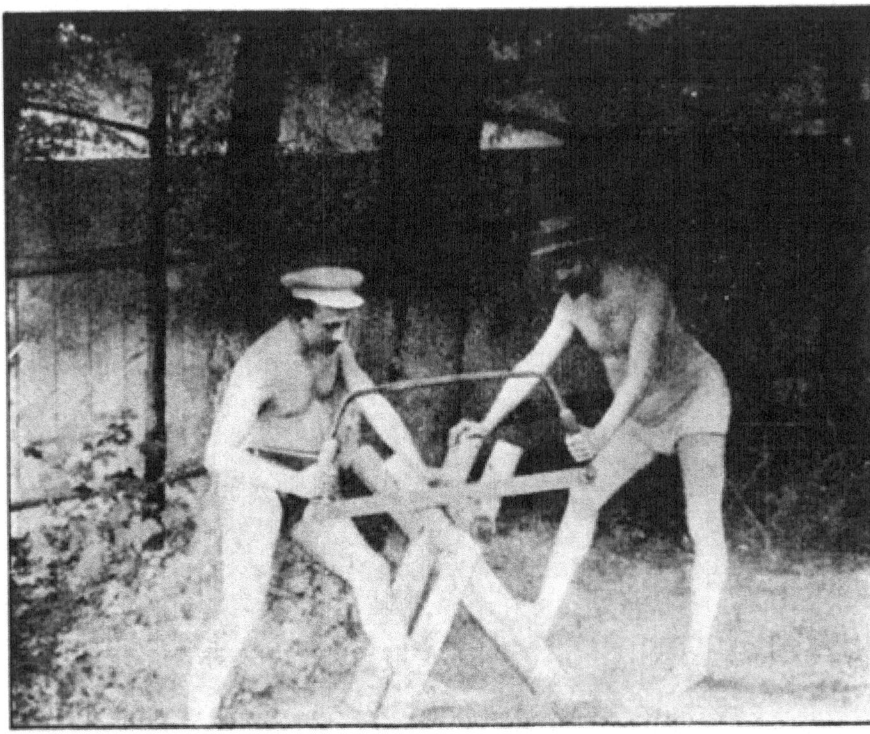

Fig. 14 a. Widerstands- und Förderungsbewegung des Holzsägens.

Diese reine Förderungsbewegung kann man zu einer sogenannten belasteten Förderungsbewegung machen, wenn man ihr einen Widerstand entgegensetzt.

Tafel IV.

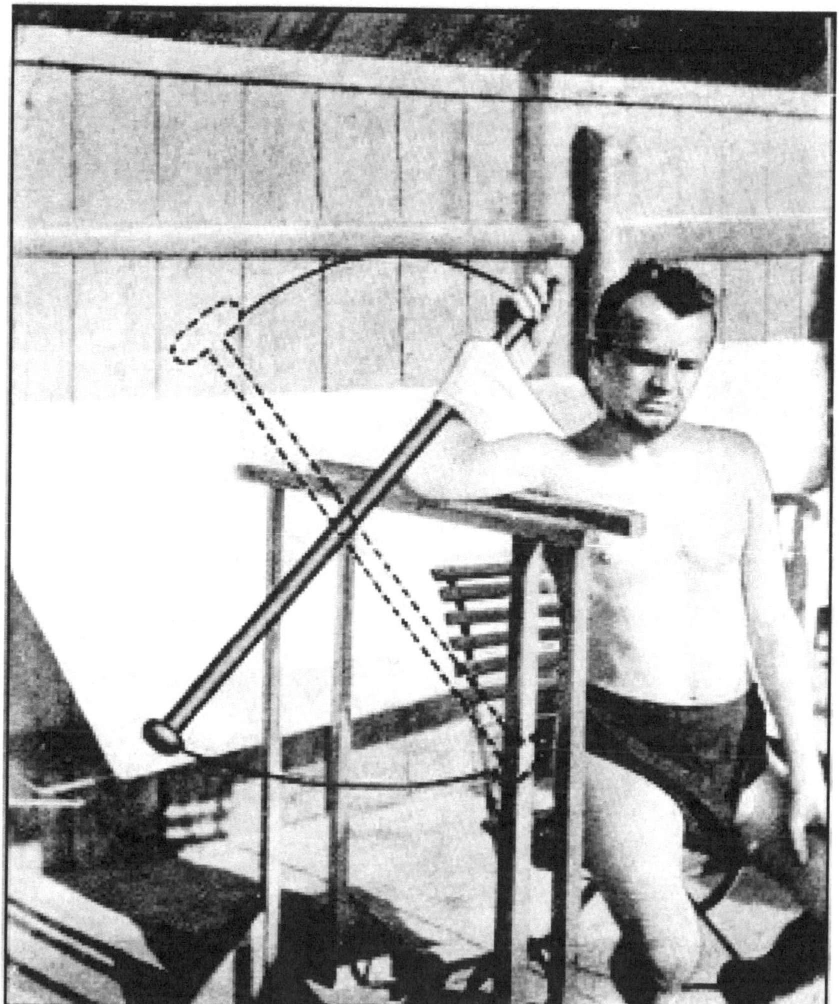

Fig. 12. Vorderarm-Beugen und Strecken als Förderungsbewegung.

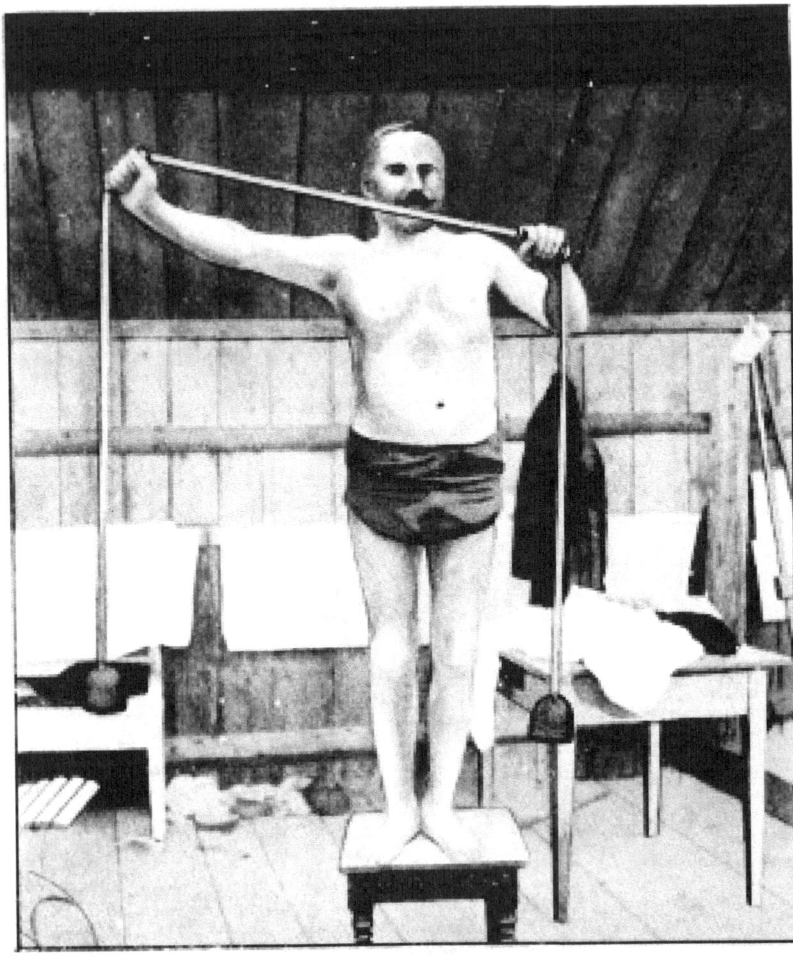

Fig. 14. Widerstandsübung mit Largiadère's Bruststärker.

Läßt man z. B. die rhythmische und automatische Bewegung des Gehens statt in der Ebene als Bergsteigen ausführen, so stellt die Steigung der Berge einen Widerstand, eine Belastung vor.

Die reine Förderungsbewegung wirkt auf die Nerven beruhigend und bahnt dem Willensantrieb den Nervenweg vom Gehirn zum Muskel. Dann spricht man von der sogenannten „bahnenden" Bewegung, einer Form der sogenannten Koordinationsübungen.

Die Koordinationsübungen sind Uebungen, welche die Ordnung der Bewegungen erzielen will. Sie reguliert diese Art der Bewegung durch den Gesichts- und Muskelsinn, sowie den übrigen Empfindungsapparat.

Aus dem Charakter der geschilderten Bewegungen folgt von selbst die verschiedene individuelle Ausnutzbarkeit. Je nach der körperlichen und geistigen Anlage kann sich das Individuum die für ihn passende Bewegung heraussuchen. Denn es ist durchaus nicht notwendig, daß z. B. der kreislaufkranke Mensch wegen dieses seines körperlichen Fehlers auf jede Bewegung verzichtet, ja in vielen Fällen begeht er eine Unterlassungssünde. Wenn er Vorteil und Nachteil der Bewegungen kennt, wird er jenen sich zu eigen machen, diesen zu vermeiden wissen.

Muskelarbeit ist z. B. für Herzkranke, welche einen sogenannten kompensierten Herzfehler haben, ein sehr richtiges Diätikum, damit Stoffwechsel und Herzernährung nicht leiden. Aber diese Muskelarbeit muß so bemessen sein, daß sie keinerlei Beschwerden verursacht.

III. Teil.

Wert der Sportübungen, des Turnens, von Spiel und Tanz.

1. Der Sport.

Alle Sportübungen haben ein gemeinsames Charakteristikum, nämlich das, daß sie ziemlich erhebliche Anforderungen an die Kraft und Gewandtheit der Sinne und des Geistes stellen. Dem Reiter, wie dem Radfahrer, Schwimmer, Ruderer etc. begegnen bei der Ausübung des Sportes ungezählte, unvorhergesehene Dinge, die, wenn sie seiner Aufmerksamkeit entgehen, ihm Gefahr bringen können. Der Reiter muß nicht nur auf den Reitweg, sondern auch auf die Individualität seines Pferdes acht haben; für den Radfahrer, Segler etc. gilt ähnliches. Er muß, wenn er mit Vorteil seinen Sport ausüben will, eine gewisse innere Ruhe besitzen und in der Handhabung des Sportinstrumentes geübt sein.

Der Sport setzt demnach, soll er mit Vorteil ausgeübt werden, eine turnerische Ausbildung und geschulte Sinne voraus. Meist wird der Sport leider einseitig und unvernünftig betrieben, und übt häufig nur einzelne Muskelgruppen und wird dadurch zum Schädigungsmittel des Körpers. Betreibt man denselben jedoch mit genügender Rücksicht auf die Hygiene und die Aesthetik, so kann dies angewandte Turnen nicht nur zu einer vorzüglichen Schulung der Sinne und des Geistes, sondern auch der Gelenkigkeit des Körpers werden.

Welche Uebungen wir auch immer treiben, wir müssen dieselben stets sowohl zur Entwicklung unserer Körperkräfte, als auch der Gelenkigkeit betreiben. Denn gerade Gewandtheit gebrauchen wir im gewöhnlichen Leben mehr als Kraft. Meistens gebrauchen wir in der Praxis des Lebens nur leichte Gegenstände, diese aber im schnellen Wechsel und in schneller Aufeinanderfolge. Genau so wie dem Muskelapparat ergeht es unseren Sinnen und unserem Denkvermögen. Die Gewandtheit der Sinne, schnell die Gegenstände wahrzunehmen, wird im praktischen Leben mehr Erfordernis, als schwer wahrnehmbare durch die Kraft der Sinne zu eruieren, und die Lösung schwieriger Probleme wird von uns für gewöhnlich nicht gefordert, als vielmehr nur leichte Denkübungen zu treiben, um den schnellen Wechsel einfacher Lebensverhältnisse auch schnell zu erfassen.

Kraft und Gelenkigkeit stehen nun aber in einem gewissen gegenseitigen Verhältnis.

Treibt z. B. der berufs- und gewohnheitsmäßig viel Sitzende täglich körperliche Uebungen um den hygienischen Ausgleich gegen die aufgezwungene Ruhe und die Einseitigkeit der Denkarbeit zu schaffen, und verwendet auf diese Uebungen seine volle Kraft, so wird er in Wochen, Monaten und Jahren zu einer bestimmten Höhe der Kraftentwicklung gelangen. Schränkt der Uebende nun im täglichen Uebungspensum die Zahl der Kraftübungen ein und veranstaltet an deren Stelle eine Zahl Gelenkigkeitsübungen, so wird er zu seiner Freude bemerken, daß der Fortschritt in dieser Uebungsperiode mindestens der gleiche, wenn nicht sogar ein größerer ist.

Daraus folgt, daß die Kraftentfaltung eine schnellere und größere ist, je mehr die Kraftübungen mit Gelenkigkeitsübungen abwechseln.

Diejenige Uebung, welche gleichmäßig Kraft und Gelenkigkeit ausbildet, ist deswegen auch als die naturgemäße zu bezeichnen und deswegen auch die schöne und zweckmäßige.

Ein Körper, welcher nur Kraftübungen treibt, wird plump und vierschrötig und bleibt frühzeitig in der Entwicklung stehen. Ein Körper hingegen, welcher nur Gewandtheitsübungen macht, entbehrt bald der schönheitlichen, kraftstrotzenden Abrundung. Ausdauer, Schnelligkeit und Sicherheit der Gewandtheit wachsen rasch bei gleichzeitigen Kraftübungen. Nur durch die innige Durchdringung beider Uebungsarten wird die architektonische Schönheit und gleichzeitig die Schönheit der Bewegung, die sog. Anmut, erworben, und nur so wird die Würde der Bewegung erreicht. Deswegen gebührt z. B. auch den bei uns so sehr vernachläßigten und mißverstandenen Uebungen des Tanzens und Ringens eine hervorragende Stelle in der körperlichen Erziehung.

In der Schule der Kraft- und Gelenkigkeitsentfaltung unseres Körpers, unserer Sinne und unseres Geistes steht aus denselben Gründen aber auch ein vernünftig betriebener Sport obenan. Nur darf nicht eine Sportart allein, sondern müssen mehrere Sportarten die sich gegenseitig ergänzen, zur vernünftigen Leibeserziehung herangezogen und diese wiederum hygienisch und ästhetisch betrieben werden.

a) Das Reiten.

Das Reiten, soweit es nur der Fortbewegung dient, beansprucht relativ geringe Kraft. Die Allgemeinermüdung ist eine relativ geringe, weil der Reiter „sich nur in einer gewissen Haltung heben läßt", also zunächst mehr passiv tätig ist. Herz und Lunge werden nur wenig beansprucht. Dagegen ist die örtliche Ermüdung der Adduktoren des Oberschenkels (Anzieher des

Oberschenkels) eine erhebliche. Günstig wirkt das dauernde Erschüttern des Körpers auf die Verdauung und die stetige Aufmerksamkeit auf den Weg und das Pferd vorzüglich geistig ableitend, besonders bei denjenigen Menschen, welche sich gewohnheitsgemäß und krankhaft viel mit sich selbst beschäftigen, also auf Hysterische, Hypochonder und Neurastheniker. Anders liegen natürlich die Verhältnisse bei demjenigen Reiter, welcher liebevoll die Individualität resp. die Rasse seines Pferdes erfaßt, und nur so kann er das Reiten zu einer Reitkunst erheben. Wer die Leistungfähigkeit seines Pferdes entwickeln will, muß die Eigentümlichkeit seines Pferdes berücksichtigen, sonst wird er eben aus demselben nichts zu machen wissen und dasselbe verderben, andernfalls jedoch dasselbe voll und ganz beherrschen. Die Kraftanstrengung ist dementsprechend eine höhere, namentlich beim Dressieren oder Zureiten eines unbändigen Pferdes, wo der Reiter bald, wie man sagt, bis aufs Hemd naß ist. Hierbei gebraucht der Reiter nicht nur die Bein-, sondern vor allem auch die Armmuskulatur.

b) Das Radfahren.

Billiger als das Reiten ist bekanntlich das Radfahren, das, wie das Reiten eine Bewegung in frischer Luft ist. Die Reinheit der Luft läßt allerdings häufig viel zu wünschen übrig, weil ja der Radfahrer die staubigen Chausseen benutzen muß. Der Stoffverbrauch ist beim Radfahren ein sehr bedeutender, während das Ermüdungsgefühl ein sehr geringes ist. Der Körper verbrennt erhebliche Mengen Eiweiß und Fett und verliert große Mengen Körperwassers; deshalb wirkt dieser Sport so vorzüglich bei fettsüchtigen Menschen und durch die Erhöhung des Stoffwechsels bei gleichzeitiger Erschütterung des Körpers auch befördernd auf schlechte Verdauung. Der Radfahrer hat ein hohes Sauerstoffbedürfnis und vertieft deswegen ausgiebig seine Atmung, während die Zahl der Atmungszüge bei vernünftigem Training nicht vermehrt wird. Wer daher die ruhige vertiefte Atmung beim Radfahren übt, der übt in hervorragender Weise seine Lungen und kann aus seinem schwachen Atmungsapparat einen äußerst kräftigen entwickeln. Trotzdem ist dem beginnenden Lungenschwindsüchtigen wegen der Gefahr der Blutung und des vielen Staubschluckens vom Radfahren abzuraten. Die Gefahr des Staubatmens wird durch eine reine Nasenatmung vorgebeugt.

Ein großer Vorteil des Radfahrens ist auch das geringe Ermüdungsgefühl. Deshalb wirkt dieser Sport so hervorragend gut bei leichteren Graden der Nervenschwäche und sonstigen nervösen Zuständen. Abgesehen davon, daß der Nervenschwache sich in frischer Luft bewegt und damit der gleichzeitigen günstigen Einwirkung des Lichtes auf Körper und Geist ausgesetzt ist, daß die Abwechselung in der Natur nie Langeweile oder nervöse Verstimmungen aufkommen läßt, macht er sich die Vorteile der sogenannten Förderungsbewegung zu nutze. Und das Radfahren ist eine noch viel bessere Förderungsbewegung als das Gehen. Ein Radfahrer gebraucht, wenn er einen Weg von 7 Kilometern noch einmal so schnell zurücklegt, als ein gemütlich ausschreitender Wanderer, nur die Hälfte der von diesem aufgewendeten Energie und diese Ersparnis wächst entsprechend dem schnelleren Tempo beider für den Radfahrer. Dies Verhältnis besteht natürlich nur so lange zu Recht, als das Radfahren eine automatische Bewegung ist. Das Radfahren ist nur für den Geübten eine Förderungsbewegung; wer es erst erlernen muß, für den ist es eine Anstrengung, der er in Krankheitsfällen eventuell nicht gewachsen ist, und er muß auf das gesundmachende Mittel verzichten, weil er in gesunden Tagen diese Kunst nicht erlernt hat.

Kann das geringe Ermüdungsgefühl des Radfahrens daher von großem Vorteil sein, so kann es auch bedeutende Nachteile mit sich bringen. Denn der Fahrer täuscht sich leicht über die Erschöpfung seines Herz- und Gefäßapparates hinweg, wie die Erfahrung gezeigt hat, weil er sie nicht rechtzeitig fühlt und erwirbt sich Zustände der akuten Herzerweiterung, der Verletzung des Herznervenapparates und der Herzmuskelverdickung mit ihren Folgezuständen. Deswegen ist dem Herzleidenden im Allgemeinen der Radfahrsport gefährlich. Ganz verwerflich ist es ferner, wenn Radfahrer Mittel gebrauchen, welche sie scheinbar erfrischen aber im Grunde nur über das Ermüdungsgefühl hinwegtäuschen, wie dies durch den Kokagenuß geschieht. Im Gegenteil, jeder Radfahrer muß sorgfältig auf den Beginn der Herzermüdung achten. Gewisse Sportregeln sollte ferner der Fahrer nie außer Acht lassen.

Die Fahrgeschwindigkeit auf ebenem Terrain soll die von 15 Kilometern in der Stunde nicht übersteigen, sie soll eine geringere sein auf gepflasterter Straße, bei Gegenwind und bei Steigungen. Diese Sportregeln müssen um so mehr beachtet werden, je größer die Uebersetzung des Rades ist, weil sich die Muskelarbeit auf weniger Umdrehungen konzentriert.

Wichtig ist ferner Sitz und Haltung des Radfahrens für die Gesundheit. Der Sattel, auf welchem der Fahrer sitzt, darf nicht nach vorn zu schmal werden und keine nach oben gewendete Spitze haben, weil er sonst das Dammfleisch und die benachbarten Organe beleidigt, sondern muß so eingerichtet sein, daß der Fahrer bequem auf den beiden Sitzknorren sitzt.

Damit die Lungen ausgiebig atmen und das Zwerchfell bequem nach abwärts steigen kann, muß das Rad so gebaut sein, daß der Fahrer aufrecht sitzen kann. Der Sattel muß so hoch über den Pedalen liegen, daß beim Durchtreten der Fuß und das Knie nur mäßig nach abwärts gebeugt werden brauchen. Unter den genannten Voraussetzungen ist das Fahrrad dann auch für Kinder und Frauen zu empfehlen. Letztere dürfen natürlich nicht durch den Panzer des Korsetts die vorteilhaften Wirkungen auf Atmung und Herz illusorisch machen.

c) Das Rudern und Segeln.

Im Gegensatz zu der Gelenkigkeitsübung des Radfahrens ist das Rudern eine Kraftübung, welche in staubfreier und meist etwas kühlerer Luft auf dem Wasser statt hat. Die Gefahren der Staubeinatmung und der Ueberhitzung werden damit beseitigt. Vorwiegend werden beim Rudersport die Muskeln des Rumpfes und der Arme geübt. Wenn die Arme die Ruder an den Körper heranziehen, so werden dabei nicht nur die Armmuskeln gebraucht, sondern auch die vom Brustkorb zu den Armen verlaufenden Muskeln, die wir als Hilfsmuskeln der Atmung kennen gelernt haben; aber auch die Brust-, Leib- und Rückenmuskeln werden gleichzeitig gebraucht, um den Rumpf als Stützpunkt fest zu machen. Dazu kommt das Vorwärts- und Rückwärtsneigen des Rumpfes, welches Bauch- und Rückenmuskulatur kräftigt und die normale Bewegung der Verdauungsorgane steigert, und, sofern der Ruderer das Tempo der Ruderführung nach der Atmung einstellt, resp. auf ruhige Atemführung achtet, der Atemschulung förderlich wird. Aber auch die Beine nehmen schließlich an der Körperarbeit teil, wenigstens, wenn die Ruderschläge weit ausholen; denn gegen das Stemmbrett gestützt, müssen sie durch Beugen und Strecken die Körperbewegungen begleiten. In den Sportsbooten mit ihren Gleitsitzen wird den Beinen die Hauptarbeit übertragen, dadurch aber der Oberkörper weniger geschult. Diese Art der Sportsübung ist daher wie jede andere Höchstleistung in der sportlichen Konkurrenz eine vorzügliche Schulung des Willens, aber sie bringt körperliche Schädigungen mit sich, die nur ein völlig gesunder und ausgewachsener Körper gelegentlich sich zumuten darf.

Als körperliche Uebung kommt der Segelsport wenig in Frage. Abgesehen davon, daß er dem Segler einen Einblick und Urteil in marinetechnischen und Weltverkehrsfragen verschafft, erzieht er denselben zur Kaltblütigkeit.

d) Das Schwimmen.

Wichtiger für die Körperpflege ist der Schwimmsport. Derselbe bietet wie der Rudersport die Staubfreiheit der Wasserfläche; die Abhärtung und Reinlichkeitspflege der Körperoberfläche sind weitere Vorteile. Eine Ueberhitzung durch forcierte Bewegung ist durch die gleichzeitige Wasserabkühlung ausgeschlossen. Letztere setzt aber auch soviel Blut und Wärme voraus, daß der Schwimmende sich durch die Bewegung die nötige Reaktion verschaffen kann. Die Schwimmbewegung nimmt besonders die Extremitätenmuskulatur in Anspruch, aber auch Herz- und Lungenkraft, besonders beim Schwimmen gegen den Strom und beim Schnellschwimmen. Schwimmt man jedoch in ruhigem Tempo, so kann man die Schwimmübung zur Dauerübung erheben, der erst die je nach der Temperatur des Wassers mehr oder weniger schnell eintretende starke Abkühlung, Einhalt gebietet. Menschen mit Fehlern im Kreislaufsystem kann Schwimmen gefährlich werden.

e) Das Gehen in der Ebene und das Bergsteigen.

Eine der vorzüglichsten Förderungsbewegungen ist das Gehen in der Ebene, das automatisch wie die Atmungstätigkeit geschieht, weil es sich ohne Aufmerksamkeit und rhytmisch vollzieht. Der Kraftverbrauch ist ein relativ geringer. Die Muskelarbeit wird von den besttrainierten Muskeln des Körpers, den Beinmuskeln geleistet, die 56% der Gesamtmuskulatur ausmachen. Die Ermüdung tritt daher nicht durch die Beinmuskulatur, sondern durch die Erschöpfung von Lungen und Herz ein, denn der Gehsport regt ungemein stark die Atmungs- und Kreislauftätigkeit an. Da aber die Steigerung der Ermüdung eine allmähliche ist, so kann nur durch starke Uebertreibung der Organismus geschädigt werden. Aus demselben Grunde ist der Gehsport der heranwachsenden Jugend und alten Leuten ohne Bedenken zu empfehlen.

Das Gehen gegen einen gewissen Widerstand ist der Bergsport. Er bietet zunächst die Vorteile der Höhenluft, die im wesentlichen in einer Anregung auf die Tätigkeit unserer Organe besteht und damit dieselben zur körperlichen Uebung zwingt. Da heißt es Ausdauer beweisen, bald bergauf bald bergab zu steigen. Beim Anstieg werden Herz- und Lungenkraft stärker beansprucht, und kann man gerade deswegen, wenn man systematisch vorgeht die Herzkraft steigern. Beim Absteigen hat der Körper je nach dem Grade der Neigung eine verschieden große Bremsarbeit zu leisten. Ist man zum Klettern gezwungen, so schafft der Vorteil der Abwechslung Anregung, andererseits wird der Bergsteiger zur sachgemäßen Handhabung des Bergstocks oder des Eispickels gezwungen, dazu kommt die Anstrengung des Seilhaltens. Die Arme sind also nunmehr in ähnlicher Weise wie die Beine zur Arbeit gezwungen. Je schwieriger die Bergpartien werden, um so mehr wird das Nervensystem beansprucht. Denn Auge und Ohr werden intensiv gebraucht, die äußerste Aufmerksamkeit, Kaltblütigkeit und Schwindelfreiheit sind erforderlich, will man nicht einen Unfall erleiden. Deshalb ist der Bergsport nur für den absolut gesunden Menschen brauchbar und jede Uebertreibung desselben aufs sorgfältigste zu meiden.

f) Das Schlittschuh- und Schneeschuh-Laufen.

Zum Wintersport gehören das Schlittschuh- und das Schneeschuh-Laufen. Beide sind in sofern sehr schätzenswert, als sie uns aus der durch mangelnde Lüftung, durch Beleuchtung und Heizung verdorbenen

Stubenluft ins Freie locken. Die Kräfte, die wir beim Eislauf gebrauchen, sind nicht erhebliche, wenigstens nicht für den geübten Läufer, und solange das Laufen nicht zum Kunstlauf erhoben wird, ist der Eislauf eine gute Förderungsbewegung. Einer Ueberhitzungsgefahr ist der Läufer wegen der Kälte des Luftmediums nicht ausgesetzt. Gegen Erfrieren einzelner Körperteile kann er sich durch verstärkte Eigenbewegung und Bekleidung schützen. Der Kunstlauf ist abgesehen von der stärkeren örtlichen Muskelermüdung eine vorzügliche Uebung der Geschicklichkeit.

Tafel V.

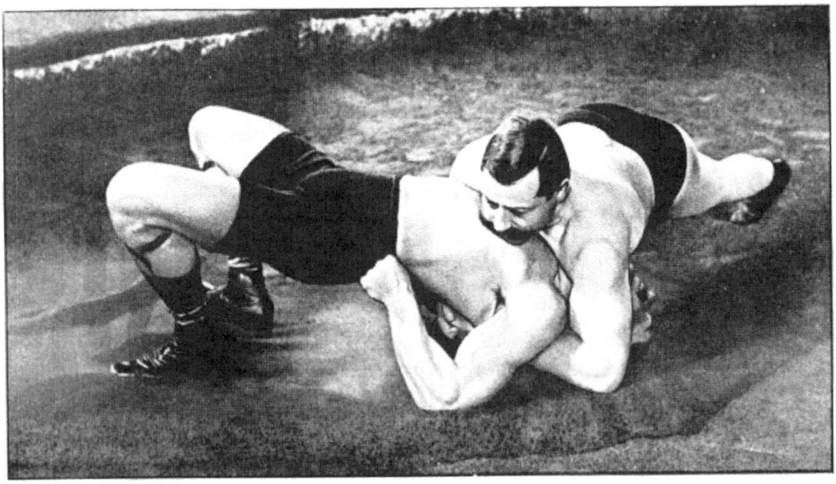

Fig. 15. Die Meisterschaftsringer Jakob Koch und Saurer im Bodenkampf. (Beispiel der Widerstandsbewegung.)

Wesentlich größeren Kraftaufwand erfordert der Schneeschuhlauf, weil der Schnee eine stärkere Reibung als das Eis und damit einen größeren Widerstand bedingt. Dies gilt wenigstens für die Aufwärtsbewegung, die bei schwierigem Terrain sogar zu Erschöpfungszuständen, besonders des Herzens führen kann. Dagegen ist beim windschnellen Abflug die Arbeit eine minimale und wird nur zum Balanzieren des Körpers und zum Bremsen gebraucht.

g) Fechten, Boxen und Ringen.

Hohe Anforderungen an die Sinnes- und Nervenkraft stellen die Uebungen des Fechtens, Boxens und Ringens. Die Aufmerksamkeit ist aufs höchste gespannt, um die Blöße des Gegners schnell zu erkennen und auszunutzen. Die Muskelarbeit beim Fechten und Boxen ist eine geringere als beim Ringen, bei welchem der Widerstand des Gegners gleichzeitig zu überwinden ist. Das Ringen ist eine Widerstandsgymnastik par excellence, die ebenso Gewandtheit als Kraft und Ausdauer von allen Teilen des Körpers, von den Sinnen, Organen und Muskeln erfordert. (Fig. 15.) Voraussetzung ist eine allseitige Ausbildung des Körpers. Die Kraftübung ist hier zur Dauerübung gemacht und stellt die höchsten Anforderungen an Atmung und Herztätigkeit. Zustände von Herzdehnung und Herzübung findet man bei Ringern sehr häufig und die meisten Berufsringer sterben relativ frühzeitig an Herzleiden, zumal wenn sie die Herzarbeit durch Flüssigkeitszufuhr noch erhöhen, wie dies durch Trinken besonders alkoholischer Getränke geschieht. Die wenigsten Berufsringer haben ihre Atmung gut geschult und glauben eine gute Atemschule nicht notwendig zu haben, weil sie während des Ringens nur sparsam und oberflächlich atmen. Hat der Ringer jedoch gelernt, die Pressung während der größten Kraftanstrengung auf ein Mindestmaß zu beschränken und die Atmung unabhängig von der Muskelarbeit zu gestalten, so würde sein Herz langsamer ermüden, ebenso wie der ganze Körper und müßte er gegen einen gleich starken und gleich gewandten Gegner notwendig durch seine Ausdauer siegen.

Der Ringkampf ist so recht eigentlich das Examen für die leibliche Tüchtigkeit und die stetige Repetition des einmal Erlernten und müßte in erster Linie zur Erziehung leiblicher Gesundheit auf unseren Schulen gepflegt werden. Er ist vor allem geeignet, echte Ritterlichkeit in unserer Jugend heranzubilden, wofern die Ringenden angehalten würden, ihre Ueberlegenheit dadurch zu beweisen, daß sie den Gegner nicht roh zu Falle bringen, sondern gleitend und schonend.

2. Turnen und Turnspiele.

Das deutsche Turnen hat drei Arten der Körperausbildung, die Gerät-, die Ordnungs- und die Freiübungen.

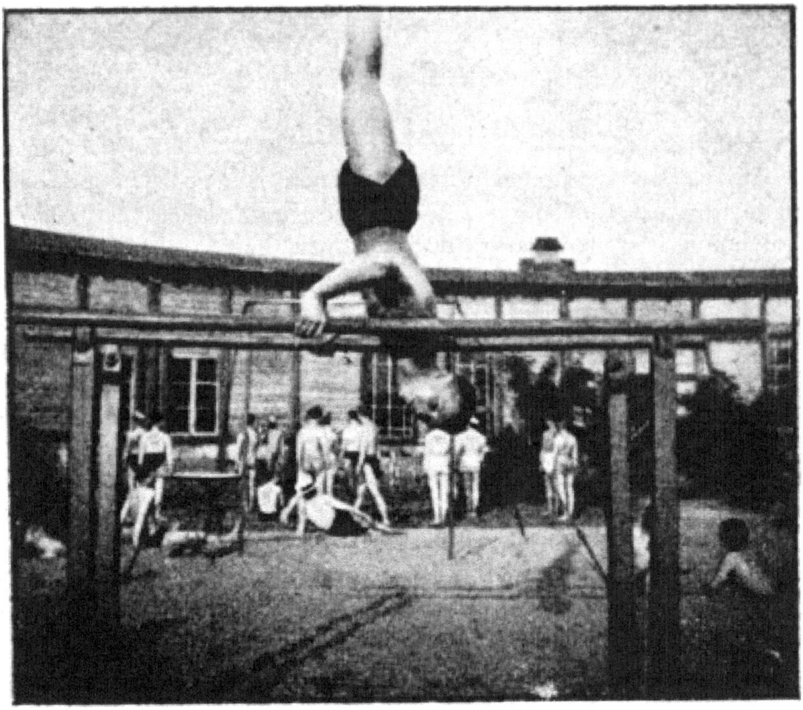

Fig. 16. Turnen am Barren.

Beim Gerätturnen werden alle Muskeln ausgebildet und die Koordination geschult. Bock, Pferd und Springschnur dienen der Ausbildung der Beine, Reck, Ringe und Barren (Fig. 16 u. 16a) der der Arme. Die Ausbildung der Beine durch die verschiedene Art des Sprunges (Fig. 17) sollte man nicht durch Benutzung von Sprungbrettern gefährden, weil durch ungeschickten Absprung von denselben leicht Verstauchungen der Füße vorkommen. Verletzungen des Fersenbeins und Gehirnerschütterungen beim Niedersprung können durch „Federn" in den Zehengelenken und durch Weichheit der Niedersprungsstelle vermieden werden. Zur Stählung des Mutes ist der Sprung über f e s t e Sprunggeräte wie Pferd, Sprungkästen geeigneter. Eine aufmerksame und geschulte Hilfe sollte nie fehlen. Bei den Stütz-Uebungen am Barren, am Reck und an den Schaukelringen besteht die Gefahr der Pressung, die sorgfältigst ausgeschaltet werden muß.

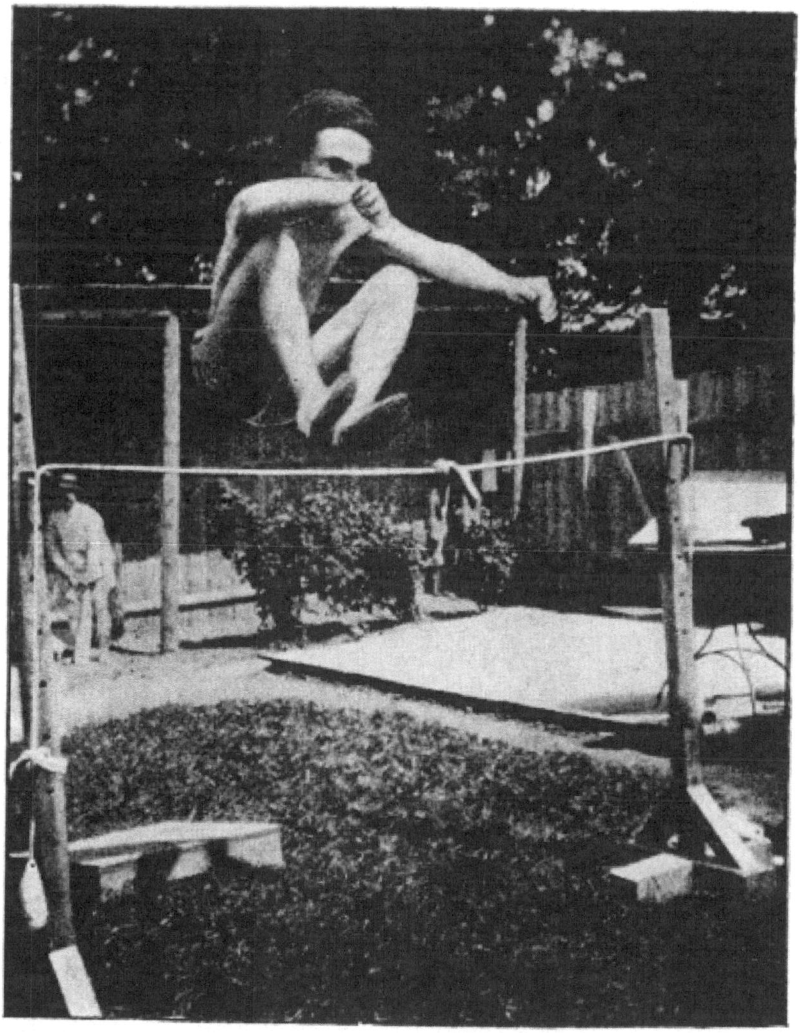

Fig. 16 a. Hochsprung.

Der Vorwurf, der dem deutschen Gerätturnen öfters gemacht wird, daß er die obere Extremität einseitig auf Kosten der unteren ausgebildet, existiert für den v e r n ü n f t i g e n Turner nicht. Auch hat man behauptet, daß das Geräteturnen langweilig sei, weil nur einer jedesmal am Gerät beschäftigt sei und die übrigen gelangweilt umherstehen. Dieser Nachteil besteht jedoch nur da, wo die Anregung und das Vorbild des Lehrers oder Vorturners fehlt. Der Nachturner nimmt sinnlich das Bild der ein- oder mehrfach vorgeführten Uebung auf, schafft sich ein geistiges Bild von derselben und wird so leichter die Uebung nachbilden können, er hat Muße bis zur nächsten Uebung auszuruhen und Kräfte zu sammeln. Die Koordinationstätigkeit ist dadurch eine wesentlich leichtere, weil sie vorbereitet ist, und der richtige Wechsel von Anstrengung und Erholung, von körperlicher und geistiger Arbeit gegeben.

Tafel VI.

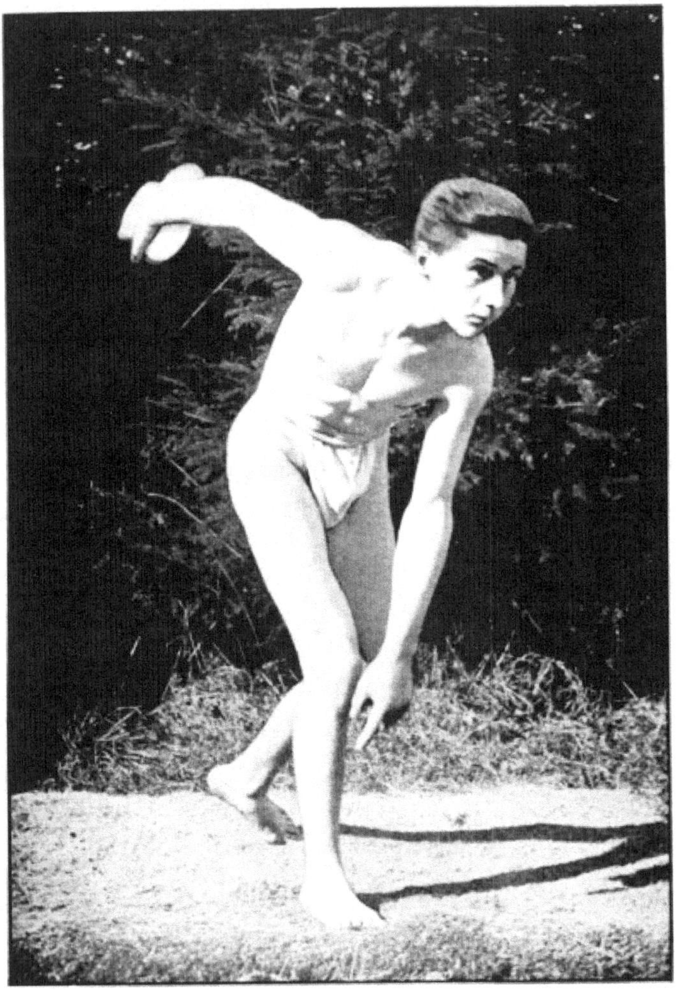

Fig. 17. Der Diskuswurf.

Die Ordnungsübungen imponieren zwar dem Auge, sind aber zeitraubend und belasten als Gedächtnisübung zu sehr das Gehirn, welches ohnehin bei den heutigen Ansprüchen an unserem Schul- und Berufsleben schon stark beansprucht wird. Die notwendige stärkere Ausarbeitung des Körpers aber fällt bei den Ordnungsübungen fast ganz fort. Sie sind also nur für die noch durch keine geistige Arbeit in Anspruch genommenen Kinder und den Spielschulen zu empfehlen, oder da, wo ein sogenannter Drill wünschenswert ist.

Bei den Freiübungen unterscheidet man solche mit und ohne Fortbewegung des Körpers und solche, welche unbewaffnet oder bewaffnet mit Keulen, Hanteln oder Stäben ausgeführt werden. Die Bewaffnung hat den Zweck, die Uebung schwerer, schwungreicher und energischer zu machen, sie als eine Widerstands- oder Förderungsbewegung zu charakterisieren. Die Freiübungen sind für das Atmungs- und Herztraining, für die Schulung des Willens, für den Ausgleich fehlerhafter Körperhaltungen, für den individuellen und systematischen Aufbau von Körperkraft, für Erzielung von Anmut und architektonischer Schönheit und in der Schulung der Gelenkigkeit von ungeheurem Wert, zumal sie wenig Platz und wenig Handhaben benötigen und deshalb für die Hausgymnastik unersetzbar. Eine vorzügliche Schule für Lunge und Herz sind die Freiübungen mit Ortsbewegung, das Gehen und Laufen. Der militärische Marsch kräftigt die Muskeln der Beine und des Rückens, vergrößert die Schrittweite und erhöht die Ausdauer namentlich wenn er im sogenannten Beugegang ausgeführt wird, d. h. wenn mit der ganzen Fußsohle aufgetreten, mit gebeugten Knieen und mit nach vorn geneigtem Oberkörper marschiert wird. Der Parademarsch hat weniger Wert für die Gesundheit, als für den Drill. Der Kunstgang ist hygienisch wenig ausnutzbar.

Der Lauf bringt je nach der Art der Ausführung einen verschiedenen Nutzen. Der Schnellauf stellt hohe Anforderungen an die Herzkraft und sollte entsprechend dem großen Bewegungsbedürfnis der wachsenden Jugend derselben überlassen bleiben. Bei dem noch im Wachstum begriffenen Körper entwickelt sich das Herz relativ stärker als die übrigen Organe, es gebraucht also auch einen größeren Wachstumsreiz durch die Bewegung, das Gefäßrohr ist vermöge seiner Jugendlichkeit elastischer, kann sich deshalb besser den gesteigerten Anforderungen anpassen. Für den erwachsenen Körper hat der Dauerlauf größeren hygienischen Wert, zumal wenn die Dauer der Leistung nur eine allmähliche und systematische Steigerung erfährt und mit gebeugten Knieen gelaufen wird.

Die Turnspiele teilt man ein in Ball- und Laufspiele. Barlauf, „Fürchtet euch nicht vor dem schwarzen Mann", Dritten abschlagen, Lawn-Tennis, Vierball, Schleuderball, Fußball, Cricket etc. sind solche Spiele, welche mit den hygienischen Vorteilen des Laufens noch die Uebung der Geschicklichkeit, der Dispositionsfähigkeit und des Charakters verbinden und auch die Ausbildung der oberen Extremität befördern. Alle

Turnspiele sind besonders für die kalte Jahreszeit geeignet und erfahrungsgemäß eine vorzügliche Erholung von geistiger Ermattung. So hoch zu schätzen nun aber auch die Turnspiele sind, so machen sie Freiübungen und Gerätturnen doch nicht unentbehrlich.

Tafel VII.

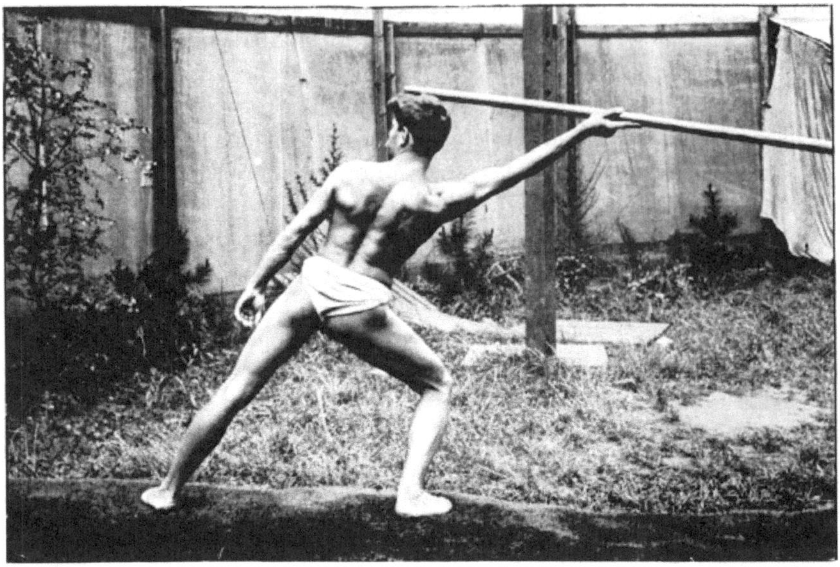

Fig. 18. Der Gerwurf.

3. Der Tanz.

Eine eigene Rolle könnte dem T a n z für die Körperpflege zukommen, namentlich für das weibliche Geschlecht, wofern er nur vernünftig ausgenützt würde. Der Tanz ist eine Schnelligkeitsbewegung, die nach dem Rhytmus der Musik sich vollzieht, und dadurch zu einer F ö r d e r u n g s b e w e g u n g erhoben wird. Die Bewegung wird unter dem steten, musikalischen Antriebe eine automatische, traumhafte. Nervenarbeit ist nicht erforderlich, die Arbeit wird zur Lust. Aber gerade hierin besteht auch die Gefahr, denn der Tänzer verliert die Kritik und macht die Schnelligkeitsübung zur Dauerübung und schädigt dadurch Herz und Lunge, zumal wenn in raucherfüllten, geschlossenen Räumen getanzt und gleichzeitig dem Genuße alkoholischer Getränke gefrönt wird. Dazu kommt für die Damen die Schädigung des Korsettpanzers, welcher für dieselben dasselbe bedeutet, als wenn der Ringer mit festangezogenem Leibriemen ringt, oder der Soldat mit festgegürteter Säbelkoppel marschiert. Durch die Beeinträchtigung der Zwerchfellatmung, durch die Einschnürung kommt es leicht zu hohen Graden der Herzerweiterung. Würden diese Schädlichkeiten ausgeschaltet, so könnte der Tanz ein segensreiches pädagogisches Bewegungsmittel sein.

Der heutige Tanz ist leider nicht mehr der Ausdruck überquellender Lebensfreude, sondern ein Erregungsmittel ekler Lüsternheit, er dient nicht mehr der Sittlichkeit, sondern der Unsittlichkeit. Und doch galt ursprünglich der Tanz als ein souveränes Mittel zur systematischen Ausbildung des Körpers, zu Kraft und Schönheit! Eine vollkommene architektonische Schönheit unseres Körpers zu erreichen, sind wir wegen der Abhängigkeit von der ererbten Konstitution nicht immer in der Lage, wohl aber kann jeder Mensch die Schönheit der Bewegung, die Anmut und die Würde, sich erwerben. Die Waffentänze unserer Vorfahren und anderer Naturvölker erforderten und erzeugten Kraft, Geschicklichkeit, Anmut und edle Selbstbeherrschung. Der Tanz der Frauen muß entsprechend ihrer heiligen Mission als Mütter die weiblichen Körper gesund und schön entwickeln. Denn aus ihrem Schoße verlangen wir gesunde und schöne Nachkommenschaft. Ein edles Vorbild dieser Art der Tanzkunst ist die Reformatorin derselben, Miß Isidora Duncan. (Fig. 19, 20, 21.) Ihre Schule könnte unserem Geschlechte wieder kraftvolle und schöne Frauenindividualitäten, kräftigen und schönen Nachwuchs verschaffen.

IV. Teil.

Körperpflege in den verschiedenen Altersstufen.

Das Kind, vor dem Eintritt in die Schule, bedarf der Schulung der Sinneskraft. Dies geschieht am besten durch Uebung der Naturbetrachtung. Es bedarf ferner der Erhaltung und Förderung seiner mitgebrachten Gelenkigkeit durch möglichst geringe, lose und luftige Bekleidung und durch möglichst große Freiheit der selbstgewollten Bewegungen in gut ventilierten, warmen Zimmern und im Freien bei warmer, sonniger Witterung. Vom vierten Lebensjahre können Ordnungsspiele günstig einwirken. Atmung und Herztätigkeit, sowie ein stetiges Wachstum werden gefördert, die erste Zahnung vollzieht sich ohne Gefahren.

Tafel VIII.

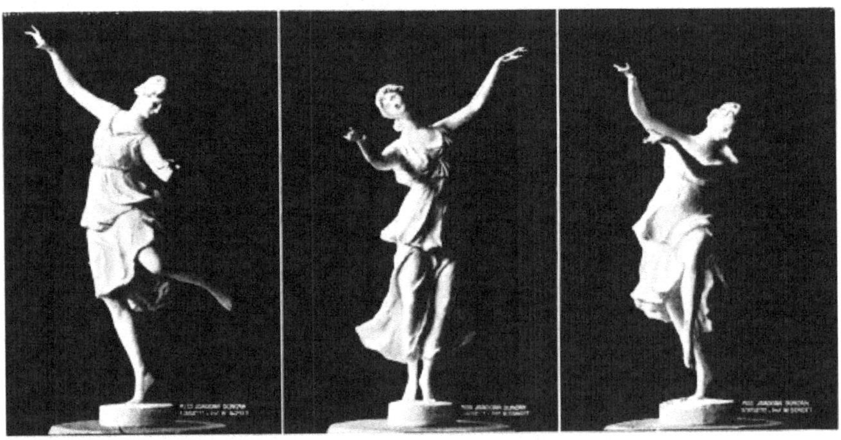

MISS JSADORA DUNCAN
STATUETTE: Prof. W. SCHOTT

Fig. 19, 20, 21. Der hygienische und ästhetische Tanz.

In den drei ersten Schuljahren, in welchem der Zahnwechsel statthat und auch sonst das Knochenskelett sich entwickelt, ist das Kind durch die verminderte Bewegung und durch das Sitzen in der wenig guten Luft der Schulräume gefährdet. Die Atmung ist eine oberflächliche, der Stoffwechsel verlangsamt, der Wachstumreiz herabgesetzt. Systematische Marsch- und Schnelligkeitsübungen bringen den Ausgleich. Letztere sind am besten in Form des Tanzes, der Bewegungsspiele im Freien und Gleichgewichtsübungen vorzunehmen.

In den *nächsten fünf Schuljahren*, in welchen das Längenwachstum fortschreitet, die Knochen bereits fester und die Muskeln ausdauernder werden, treten zu dem bisherigen Uebungsprogramm der Dauerlauf, das Schlittschuhlaufen, der Hoch-, Weit- und Stabsprung, Klettern und Schwingübungen, Freiübungen ohne stärkere Bewaffnung, schließlich Gerätübungen, bei welchen eine Pressung ausgeschlossen ist. Vom 12. Lebensjahre ab können auch Griffkunde, Reiten und mäßiges Schwimmen Nutzen stiften. In der *Zeit der geschlechtlichen Reifung* und der Vollendung des Längenwachstums, also etwa vom 13. bis 22. Lebensjahre vollzieht sich auch das Hauptwachstum des Herzens und der Lungen. Um diesen Organen die nötige Anregung zur Entwicklung zu geben, bedarf der Körper starker Bewegungsreize. Der Schnellauf, der Bergsport, Wettspiele, kurzdauernde Ringkämpfe, Wettschwimmen auf kurze Distanzen, Gerätübungen aller Art, Fechten, Boxen, Radfahren, Rudern und Skilauf sind vorzügliche Uebungen, die möglichst vielseitig betrieben werden sollen. Vom 22. bis 30. *Jahre* vollzieht der Körper hauptsächlich sein Breitenwachstum und festigt sich innerlich. Dies ist die Zeit des Uebermutes und der Waghalsigkeit, aber leider auch der Ausschweifung. Kraftübungen aller Art sollen hier mit Gewandtheitsübungen in stetem Wechsel bleiben, Leichtgewichtsathletik systematisch die Schwergewichtsathletik vorbereiten und durch letztere ergänzt werden. Ringen soll die allseitige Ausbildung erhalten und fördern und Umsicht, Schlagfertigkeit und Willensstärke fördern.

In der *Vollkraft der Jahre* vom 30. bis 40. Lebensjahre muß man sich die bisher erworbene Schnelligkeit und Gewandtheit zu erhalten und die höchste Ausbildung der Kraft und Ausdauer zu erwerben suchen. Kraft- und Dauerübungen sind maximal zu steigern.

Schwergewichtsathletik vernünftig und mäßig betrieben, kann durch Verarbeitung der Reservestoffe nützlich wirken.

Nach dem 40. Lebensjahre muß man sich die erworbene Kraft, Gelenkigkeit und Ausdauer möglichst lange zu erhalten suchen; man gebraucht hiezu Frei- und Dauerübungen, sowie Gerätübungen, die bereits in Fleisch und Blut übergegangen sind. In vorgerückterem Alter soll man alle Uebungen meiden, welche den Kopf längere Zeit nach unten bringen. Für jedes Lebensalter aber gilt die goldene Regel zu *individualisieren*. Die schwachen Stellen des Körpers müssen aufgesucht und so lange geübt werden, bis sie nach Aussehen und Leistungsfähigkeit in den gesamten Körperrahmen hineinpassen.

V. Teil.

Die Körperpflege durch Licht und Luft.

Um die Einwirkung von Licht und Luft auf den Körper richtig zu schätzen, muß man ihre physikalischen Eigenschaften kennen.

1. Physikalische Eigenschaften des Lichtes; Einfluß auf Pflanzen, Bakterien und den tierischen Organismus.

Man nimmt an, daß das Licht aus transversalen Schwingungen des Äthers besteht. Die durch die Erschütterung des Lichtäthers entstandenen Wellen sind verschieden lang und von verschiedener Dauer. Unser Auge empfindet diese Verschiedenheit als farbiges Licht. Das Sonnenlicht, das uns gleichmäßig weiß erscheint, ist ein zusammengesetztes, farbiges Licht, welches nur in seiner Gesamtheit auf unser Auge einen weißen Eindruck macht. Wir können dasselbe in seine einzelnen Bestandteile zerlegen, indem wir das Sonnenlicht durch einen feinen Spalt auf ein Glas- oder Quarzprisma auffallen lassen und dann sehen wir die Regenbogenfarben rot, orange, gelb, grün, hellblau, dunkelblau, violett. Schließlich gibt es noch farbiges Licht, das wir mit unseren Augen nicht erkennen können, welches aber wissenschaftlich nachgewiesen ist, das sogenannte ultraviolette Licht. Das rote Licht hat vorwiegend wärmebringende, das blaue, violette und ultraviolette Licht dagegen mehr chemisch wirksame Strahlen, die gelben und grünen Strahlen sind mehr optischer Natur und heißen kurzweg Lichtstrahlen. Das Sonnenlicht wechselt seinen Reichtum an chemischen Strahlen, es ist reicher an denselben in höheren Regionen und im Süden, ärmer in der Niederung und im Norden. Die verschiedenen Körper lassen je nach ihrer Eigenart die eine oder andere Lichtart oberflächlicher oder tiefer eindringen. Wohin auch immer in der organischen Welt das Licht dringt, äußert es seinen Einfluß.

Die Pflanzen gebrauchen zur Blütenbildung, zum Wachstum, zur Assimilation, zur Richtung ihrer Form, zur Entrichtung des Blattgrüns, zur Entfaltung ihrer Farben und ihres Duftes nachgewiesenermaßen eine bestimmte Stärke der Beleuchtung, und zwar ist für sie das elektrische Bogenlicht nicht minder wertvoll als das Sonnenlicht. Ein Zuviel oder ein Zuwenig der Lichtmenge bedroht ihre Existenz, ebenso die Permanenz der Lichtwirkung. Licht- und Dunkelheitsbedürfnis stehen in einem gewissen Verhältnis.

Interessant ist der Kampf des Lichtes gegen die Bakterien, jener kleinen Pilze, welche unter geeignete Lebensbedingungen gebracht, trotz ihrer Kleinheit durch ihre außerordentlich schnelle und starke Vermehrung und durch ihre Virulenz (Giftigkeit) eine fabelhafte Wirksamkeit entfalten können. Dieselben sind imstande, durch ihre Ansiedlung auf kranken Organen des menschlichen Körpers denselben völlig zu zerstören. Eine große Reihe wissenschaftlicher Versuche haben gezeigt, daß das Licht und zwar sowohl das Sonnen-, als auch das elektrische Licht hemmend, ja vernichtend auf die Entwicklung der Bakterienzellen wirkt, daß ihre Virulenz gemindert wird. Diese immunisierende, baktericide oder Desinfektionskraft ist weniger dem Einfluß der Wärme, als der chemischen Wirksamkeit des Lichtes zuzuschreiben. Selbst diejenigen Bakterien, welche der trockenen und feuchten heißen Luft und den stärksten chemischen antiseptischen Mitteln widerstehen, werden durch Lichtwirkung vernichtet. Dabei ergaben die Experimente die wichtige Tatsache, daß nicht nur das direkte Sonnenlicht, sondern auch das diffuse Tageslicht das Wachstum der Bakterien hemmte und dieselben tötete, wenn auch die Wirkungszeit desselben viermal länger war.

In der Wissenschaft liebt man es, physiologische Erkenntnisse, die für den menschlichen Organismus nutzbar gemacht werden sollen, zuvor durch Tierexperimente zu erhärten. Deshalb ist die Tatsache, daß auch der tierische Organismus bestimmte Beeinflussung durch Licht zeigt, von großer wissenschaftlicher Bedeutung.

Der Tierkörper zeigt zunächst eine deutliche Beeinflussung seines Nervensystems, besonders durch die chemischen Strahlen des Lichtes. Der normale, elektrische Strom der Nerven wird erhöht, die Reflextätigkeit gesteigert. Der Stoffwechsel wird besonders durch die stark brechenden Strahlen angeregt und gesteigert. Sauerstoffaufnahme und Kohlensäure und Wasserdampfabgabe sind wesentlich vermehrt, der Kohlenstoffumsatz erhöht. Die Stoffwechselerhöhung geschieht nicht nur auf dem gewöhnlichen Wege, sondern hauptsächlich von der Haut aus, indem das Licht auf die im Hautorgan gelegenen Nervenendigungen erregend wirkt. Dieser Antrieb wird nach innen zu den großen Nervencentren im Gehirn und Rückenmark fortgeleitet und von dort auf die Muskel- und Drüsennerven weitergegeben, welche die erhöhte Zersetzung und Arbeit in den zugehörigen Organen veranlassen. Licht erhöht ferner die Wachstumsvorgänge. Denn läßt man Tiere gleicher Art und Gattung sich vergleichsweise im Dunkeln und im Licht entwickeln, so sind die belichteten an Länge und Gewicht überlegen. Bei Fischen und Amphibien heilen verstümmelte Glieder im Lichte schneller als im Dunkeln. Gewisse niedere Tierarten zeigen wie die Pflanzen die Erscheinung des Heliotropismus, sich nach der Sonne hinzukehren, um den richtenden Einfluß der Sonnenstrahlen sich nutzbar zu machen. Die direkte Einwirkung des Lichts auf das tierische Eiweiß ist ebenfalls nachgewiesen, indem durch plötzliche Beleuchtung sich dasselbe zusammenzieht, also in

Bewegung gebracht wird. Die roten Blutkörperchen verändern unter Belichtung ihre Gestalt, ihre Bildung wird durch Lichtmangel verlangsamt. Besonders stark wird unter Lichtwirkung der Blutfarbstoffgehalt vermehrt und derselbe an die Peripherie fortbewegt zum Schutz gegen die zu starke Belichtung. Bei zu intensiver Belichtung kann Sonnenbrand der Haut entstehen. Nicht unerwähnt darf schließlich das hohe Lichtbedürfnis vieler Tiere bleiben und die umstimmende und lebenerweckende Kraft des Lichtes, sowie endlich die Eigenschaft einiger Tierkörper, selbstleuchtend zu werden.

2. Einfluß des Lichtes auf den gesunden Menschen.

So mannigfach wie das Licht in der unbelebten und belebten Welt sich wirksam erweist, so vielfach ist auch sein Einfluß auf den Menschen. Durch zwei Pforten tritt das Licht in den Körper ein, durch die Augen- und durch die Hautpforte. In der Bahn des Sehnerven werden quantitativ und qualitativ verschiedene Sinneseindrücke zum Gehirn geleitet und durch Vermittlung der Psyche, der Stoffwechsel, die Atmung, das Gefäßsystem beeinflußt, von den Hautnerven aus wird der Lichtreiz zu den nervösen Zentralorganen geleitet und von dort den Muskeln und Drüsen mitgeteilt. Da aber das Hautorgan für Licht durchgängig ist, so äußert es auch direkte Tiefenwirkung. Das Licht ist also einerseits wie die Kälte oder Hitze des Wassers ein Bewegungsreiz, der bei dem Abhängigkeitsverhältnis der inneren Organe von dem Hautorgan von der Oberfläche aus reflektorisch das Innere des Körpers trifft und beherrscht, andererseits ein direkter örtlicher Reiz für die getroffenen in der Tiefe gelegenen Gewebe. Auf diesem Wege ruft das Licht bestimmte Veränderungen in den Organen hervor, wird aber auch selbst verändert.

Die Haut ist bekanntlich mit einem ungemein großen Blutgefäßnetz begabt. Dieses wird durch den Lichtreiz stark erweitert und die Haut so chronisch gerötet. Mit der starken Durchblutung des Hautorgans erfahren nicht nur die inneren Organe eine erhebliche Entlastung, sondern das Hautorgan tritt in den Zustand erhöhter Funktionstätigkeit, es atmet stärker, scheidet stärker aus etc. Ist die Belichtung eine sehr intensive auf längere Zeit, so entzündet sich die Haut leicht und zeigt die Erscheinungen des Sonnenbrandes. Die Haut ist stark gerötet, schmerzt und zeigt schließlich Blasenbildung, nach drei bis vier Tagen beginnt sie sich zu schälen, die rote Farbe wird bräunlich. Die neue Haut ist nicht abnorm lichtempfindlich.

Wirkt das Licht allmählicher, so bräunt sich langsam die Haut entweder umschrieben in der Form der Sommersprossen oder allgemein. Der Vorgang der Bräunung beruht auf der Wirksamkeit der chemischen Lichtstrahlen und ist eine Schutzvorrichtung gegen das Zuviel der

Lichtnahrung, denn der Hautfarbstoff (Pigment) verschluckt die chemischen Lichtstrahlen. Je stärker der Mensch gebräunt ist, um so weniger hat er unter der Lichtwirkung zu leiden. Daher finden wir auch die Menschen, je näher sie am Aequator wohnen, stärker gebräunt, weil sie des Lichtschutzes benötigen. Je länger und je intensiver das Licht auf die Haut wirkt, um so dunkler wird das Braun derselben. Die Dunkelfärbung ist aber Ursache, daß größere Wärmemengen in den Körper eintreten können. Die Ueberhitzung wird durch stärkere Schweiße ausgeglichen. Die Kleidung kann die Hautbräunung nicht ersetzen, denn helle Kleider bieten dem Lichte zu wenig Widerstand, dunkle Kleider saugen zu viel Wärme auf.

Wie das direkte Sonnenlicht, so wirkt auch das elektrische Bogenlicht und ferner das reflektierte Licht, wie die Erscheinung des Gletscherbrandes beweist.

Auf dem Wege ins Innere des Körpers begegnet das Licht einem Hindernis, dem Blutorgan, welches die chemischen Strahlen zum Teil verschluckt. Trotzdem dringt noch ein genügend großer Lichtvorrat in den Organismus ein, um wirksam zu werden. Der Blutfarbstoff der roten Blutscheiben vermehrt sich unter Lichtwirkung und der Zellen- und Gesamtstoffwechsel wird erhöht. Quinckes Versuche bewiesen, daß durch Belichtung der Aufbau und der Abbau der Stoffe schneller und ausgiebiger erfolgt, als im Dunkel. Ferner wurde nachgewiesen, daß beim nackten, belichteten Körper der Stoffwechsel schneller ist, als beim bekleideten und zwar um so rascher, je mehr direktes Sonnenlicht den Körper trifft. Also auch in dieser Beziehung beweist sich die Bekleidung als ein Hindernis für den natürlichen Ablauf der Körperfunktionen auf Lichtwirkung.

Eine sehr augenfällige Wirkung des Lichts ist die Beeinflussung des Wachstums. Haare und Nägel wachsen im Lichte schneller als im Dunkeln. Das Wachstum der Kinder bleibt in sommerarmen Monaten fast gänzlich stehen, Bewohner von lichtarmen Kellerwohnungen und von lichtarmen, tiefgelegenen Gebirgstälern bleiben in der Entwicklung zurück.

Nicht minder deutlich ist die Einwirkung des Lichts auf die Psyche. Wie gedrückt ist die Stimmung der meisten Menschen bei bewölktem Himmel, wie reizvoll und belebt erscheint uns die Natur, und wie kraftvoll fühlen wir uns selbst, sobald nur ein heller Sonnenstrahl durch die Wolken bricht! Kein Wunder, daß die Mehrzahl der Selbstmorde in den lichtarmen Monaten passieren! Nur kranke Menschen sind lichtscheu, gesunde Menschen haben ein hohes Lichtbedürfnis.

Die Macht des Lichtes wird uns recht erkennbar, wenn wir die Kraft und Schönheit derjenigen Völkerrassen vergleichen, welche unbekleidet dem

Lichte und der Luft ausgesetzt sind, wie Neger und Indianer, mit dem kranken und unschönen Aussehen der Eskimos.

Rechnen wir zu allen angeführten Lichtwirkungen noch die Wärmewirkungen des direkten und diffusen Sonnenlichtes, so müssen wir die Sonne als die größte Wohltäterin der Menschheit erkennen.

Als solche erweist sich dieselbe nicht nur dem gesunden, sondern ganz besonders auch dem k r a n k e n M e n s c h e n gegenüber.

3. Einfluß des Lichtes auf den kranken Menschen.

Die Geschichte der Medizin lehrt, daß man zu allen Zeiten das Licht zu Heilzwecken ausgenutzt hat.

Tafel IX.

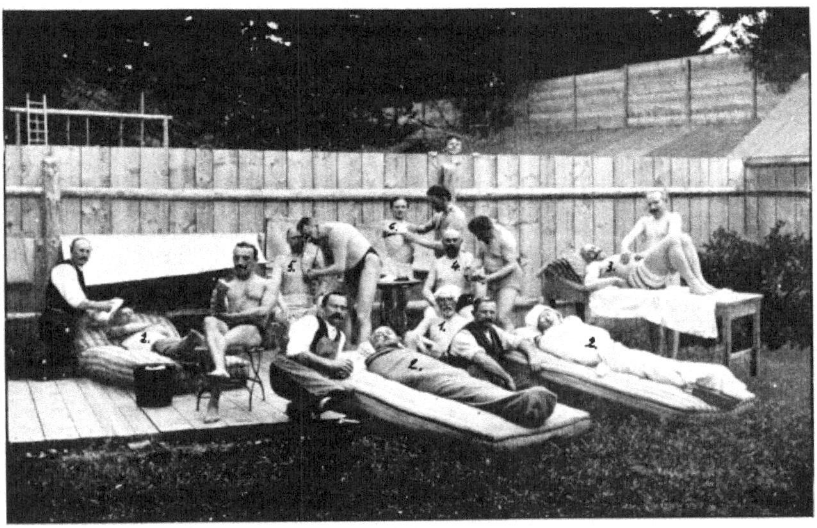

Fig. 22. **Im Sonnenbad.**
1. Im Sitzbade. 2. In der Packung. 3. Leibmassage im Sonnenbad. 4. Pulskurvenaufnahme. 5. Herzuntersuchung. 6. Brustspielraummaße festgelegt.

Und zwar verwendet man die W ä r m e d e s L i c h t s, um im Körper eine Wärmestauung mit nachfolgendem Schweißausbruch zu erzeugen und dadurch den Organismus nicht nur vom überschüssigen Körperwasser, sondern auch von den in ihm befindlichen Fremdstoffen und Selbstgiften zu befreien. Durch dies künstliche Feuer gelingt es, die belastenden Fettmassen des Körpers einzuschmelzen, rheumatische und Giftstoffe zu verbrennen, den unverbrannten Körperzucker bei

Zuckerkranken zu oxydieren, bei allen Stoffwechselkranken mit Verlangsamung der Lebensvorgänge fördernd zu wirken, die in Körperhöhlen und in den Geweben nicht aufgesaugten, wässrigen Ausscheidungen zur Aufsaugung zu bringen, Syphilis, Skrofulose, Haut- und Knochenleiden zu heilen, Nerven- und andere Schmerzen zu lindern und Schwächezustände der verschiedensten Art und manche andere Krankheit zu beseitigen. Unterstützend wirkt überall da, wo man zunächst nur die Wärme beansprucht, der spezielle Lichteinfluß mit.

Tafel X.

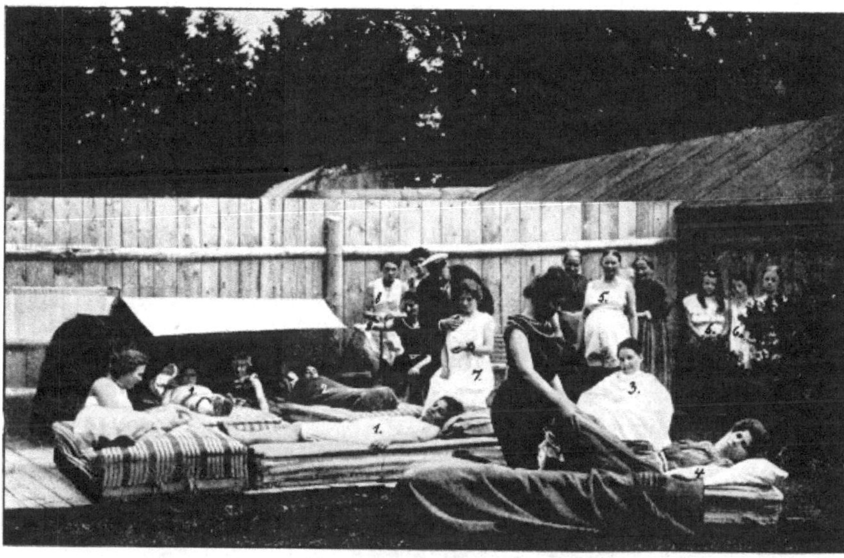

Fig. 23. **Im Sonnenbad.**
1. Rumpfpackung. 2. Ganzpackung. 3. Im Sitzbade. 4. Thure-Brandt-Gymnastik im Sonnenbade. 5. Knieguß. 7. Organuntersuchung im Luftbade. 8. Vermessung der Körpermaße.

Diese Art der Lichtanwendung geschieht in Form von Sonnen- und elektrischen Lichtkastenbädern.

a) Das Sonnenbad.

In einem vor Wind geschützten, umzäunten, nach Süden gelegenen und oben offenen Raume, liegen die Patienten auf Matratzen oder Decken, oder auf sonnedurchglühtem Sande; der Kopf ruht etwas erhöht auf einem Kopfpolster und ist durch ein verstellbares Schattendach geschützt, die Augen werden durch einen Hut oder Augenschirm noch besonders bewahrt. (Fig. 22, 23.) Der Sonnenbadler wendet den Körper von Zeit zu Zeit, so daß alle Teile nacheinander besonnt werden, bis lebhafter Schweißausbruch erfolgt. Den Schweißausbruch kann man beschleunigen, indem man das Liegen in der Sonne durch Bewegung, wie Turnen (Fig. 24, 25) oder Turnspiele oder durch nutzbringende Beschäftigung und ablenkende Gartenarbeit etc. unterbricht. Will man die Schweißwirkung stark ausnutzen, so empfiehlt es sich, das Sonnenbad auf dem von der Sonne erhitzten, weißen, feinen Sande zu nehmen, also das Sonnenbad mit einem Sandbade zu verbinden, welche Kombination besonders N i e r e n k r a n k e n anzuraten ist, oder zum Zwecke des Nachschwitzens sich in wollene Decken einpacken zu lassen. Diejenigen Patienten, welche noch wenig an Luft und Sonne gewöhnt sind, tun gut, anfangs nicht gleich den ganzen Körper, sondern nur Teile desselben der Sonne auszusetzen, also zunächst mit Barfußgehen anzufangen (Fig. 25) und dann ein Kleidungsstück nach dem andern abzulegen, den lichtempfindlichsten Teil des Körpers, den Kopf, durch eine leichte Kopfbedeckung zu schützen und öfters den Schatten der Bäume aufzusuchen.

Tafel XI.

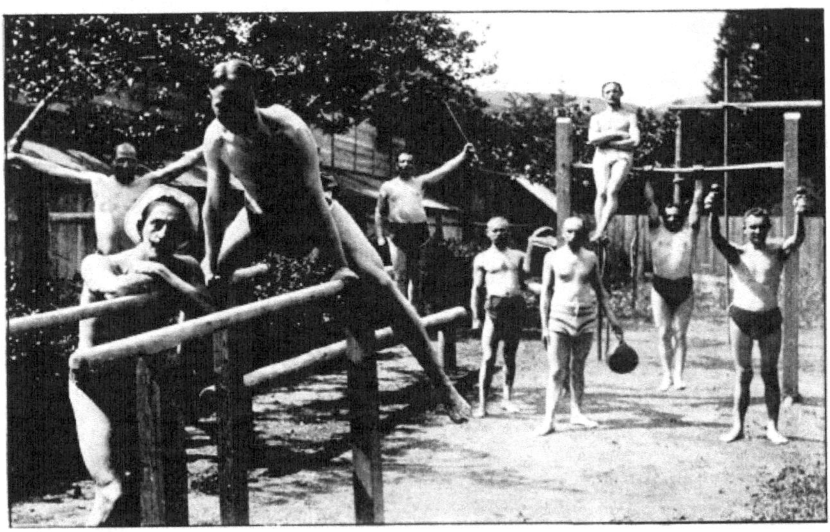

Fig. 24. An den Geräten.

An den kühleren Tagen des Jahres wird das Sonnenbad mit Vorteil in atelierartigen Räumen genommen, mit elektrischer Ventilation und bequem zu öffnenden Fenstern. Das Glasdach muß wegen der Gefahr der Ueberhitzung durch eine Berieselungsanlage leicht zu kühlen sein. Durch rote, blaue und andersfarbige Gardinen muß es möglich gemacht werden, Farbenzimmer herzustellen.

Tafel XII.

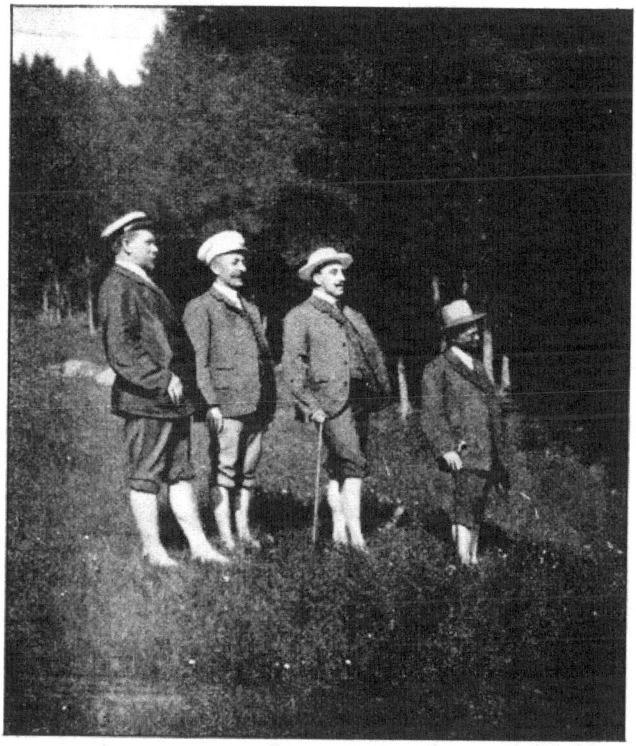

Fig. 25. Barfußlaufen im Grase. (Teilluftbad. Beginn der Abhärtung.)

Mit dem Sonnenbade werden nützlich häufig Massage- und Gymnastikkuren verbunden. Den Beschluß des Bades bildet je nach der Krankheit eine abkühlende Wasserprozedur, ein Halbbad, Vollbad, Rumpfbad, Kneipp'scher Guß oder kühles Regenbad.

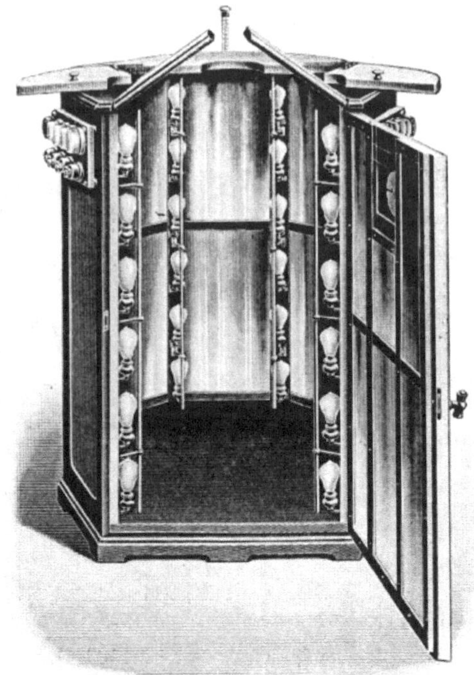

Fig. 26. Geöffnetes Glühlicht-Vollbad zum Sitzen.

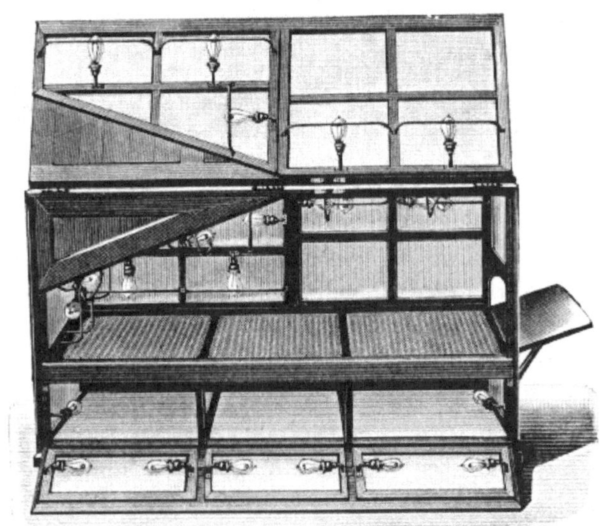

Fig. 27. Elektrisches Glühlicht-Vollbad mit 36 Glühlampen zum Liegen.

b) Das elektrische Lichtbad.

Da man nicht immer das Sonnenlicht in genügender Intensität zur Verfügung hat, so macht man sich das elektrische Licht zu nutze und baut zu diesem Zwecke Lichtkästen, welche man inwendig mit elektrischen Glüh- oder Bogenlampen bewaffnet. Diese Lichtkästen (Fig. 26, 27[5]) sind im wesentlichen Kästen von verschiedenster Form und Größe, meist zum Sitzen des Patienten, seltener zum Liegen eingerichtet. An den mit Milchglas ausgelegten Innenwänden befinden sich meist 48 Lampen, in 8 Reihen gleichmäßig verteilt; jede Lampenreihe ist, zum Schutz gegen Verbrennung des Patienten durch Berührung mit senkrecht stehenden Metallstäbchen versehen. Oben wird der Kasten durch einen verschiebbaren Deckel geschlossen, so daß der Kopf des Patienten außerhalb des Kastens ist, vorn befindet sich die verschließbare Tür, durch welche der Patient eintritt. In derselben befindet sich eine Oeffnung zur Pulskontrolle, zur Darreichung von Herzkühlern und für irgend welche physiologischen Experimente. Zur Beruhigung für ängstliche Patienten ist im Kasten selbst eine elektrische Klingel angebracht und Tür- und Verschlußdeckel so eingerichtet, daß sie mit Leichtigkeit vom Patienten selbst geöffnet werden können. Ein im Deckel angebrachtes Thermometer gestattet die Kontrolle der Temperatur. Die Lichtreihen sind einzeln oder paarweise auszuschalten.

[5] Die Abbildungen der Lichtheilapparate sind uns von der Firma Reiniger, Gebbert u. Schall in Erlangen, welche diese Apparate fabriziert, freundlichst zur Verfügung gestellt worden.

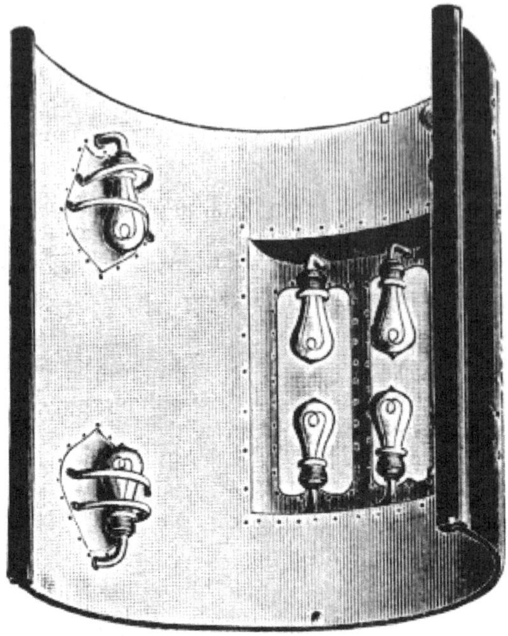

Fig. 28. Elektrisches Rumpflichtbad.

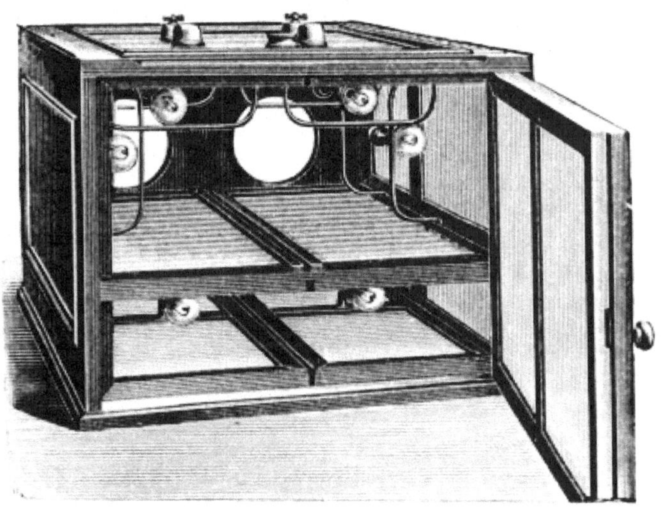

Fig. 29. Elektrisches Armlichtbad.

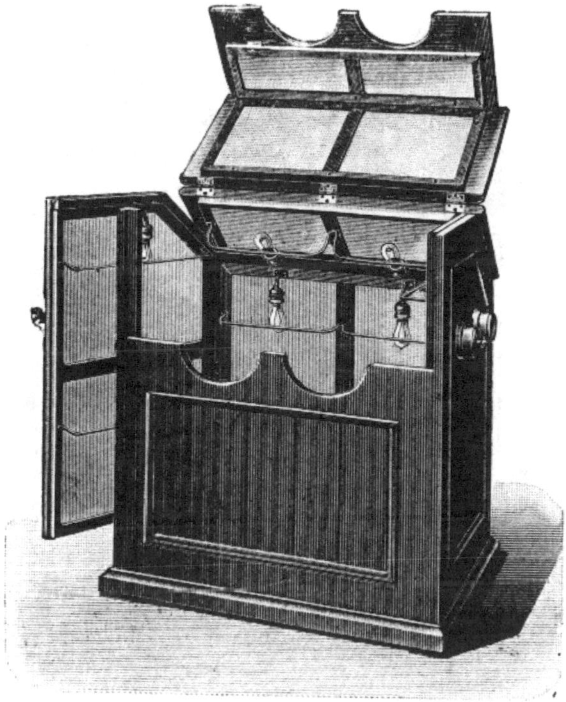

Fig. 30. Elektrisches Fußlichtbad.

Die Glühlichtkastenbäder sind saubere Schwitzbäder feinster Art, welche mancherlei Vorzüge vor den Dampfkasten- und Heißtrockenluftbädern haben und überall da angezeigt, wo Schwitzbäder überhaupt am Platze sind. Sie werden als Voll- und Teilbäder verabreicht. (Fig. 28, 29, 30). Gegenüber den anderen schweißerregenden Proceduren, welche den Körper durch Leitung mit Wärme laden, wirkt beim Glühlichtbad die strahlende Wärme, welche tiefer in den Körper eindringt und meist angenehmer von den Patienten empfunden wird. Schon bei relativ geringen Temperaturen von 30 bis 35° C treten Schweiße auf, die reichlicher bei 40° C und darüber werden. 60° C sollen möglichst nicht überschritten werden. Der frühzeitige Schweißausbruch ermöglicht eine relativ kurze Dauer des Bades (15-20 Minuten). Die Wärmezuführung kann durch Ein- und Ausschalten gut abgestuft werden. Kongestionen zur Lunge sind nicht zu fürchten, weil der Kopf außerhalb des Kastens ist und der Lunge auf diese Weise gute, kühle Luft zugeführt werden kann. Das Herz wird bei dem Schwitzen mittelst Glühlichts nur wenig angestrengt. Spezifische Lichtwirkung kommt den Glühlichtbädern nicht zu. Diese findet man vielmehr in den Bogenlichtbädern.

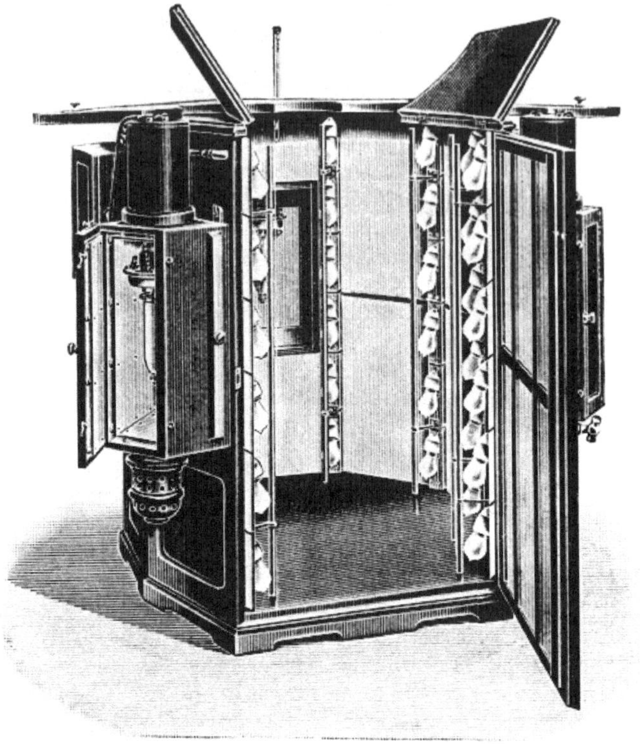

Fig. 31. Kombiniertes Lichtbad.

Das Bogenlicht in Kästen nach Art der Glühlichtkästen gebracht, ist weniger eingeführt, weil die Kästen zu schnell zu heiß werden, örtliche Hautentzündungen entstehen und Gefahr der Verbrennung der Haut durch abspritzende, glühende Kohlenbestandteile besteht. Diese Gefahr und Unbequemlichkeit sind in dem kombinierten Lichtkasten der Firma Reiniger, Gebbert & Schall beseitigt, in welchem Achteckkasten die Armatur wie in dem beschriebenen Glühlichtkasten vorgesehen ist, außerdem 4 Bogenlampen, die durch blaue Scheiben das Spritzen der Funken verhindern. (Fig. 31.) Finsen hat sich zur Vermeidung der Uebelstände einen Lichtbaderaum eingerichtet, in welchem ein paar Meter über dem Fußboden einige Bogenlampen von 80 bis 100 Ampères Stromstärke aufgehängt sind. Die Temperatur des Baderaumes ist eine mäßige; in demselben bewegen sich die Patienten wie im Sonnenlichtbade nackend, nur mit gelben oder rauchgrauen Schutzgläsern bekleidet, zum Schutze der Augen. Die Anwendung dieser Art von Bogenlichtbädern ist da geboten, wo man spezifische Licht- nicht Wärmewirkung gebraucht.

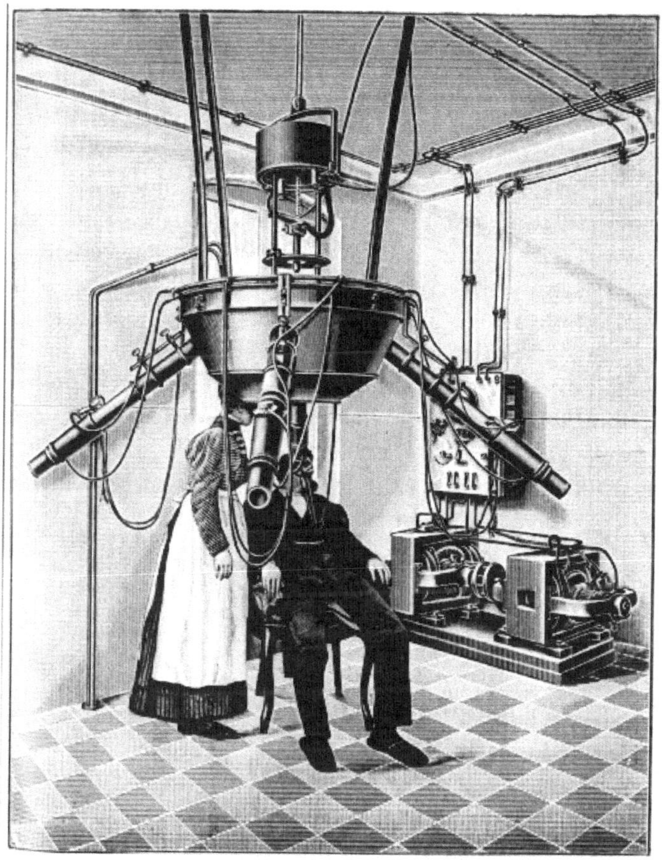

Fig. 32. Lichtsammelapparat von Prof. Dr. F i n s e n .

c) D a s k o n z e n t r i e r t e S o n n e n - u n d e l e k t r i s c h e L i c h t .

Bereits im Altertum bemühte man sich die Wirkung des Sonnenlichtes möglichst energisch auszunutzen. So wirkte P o r t a mittels eines Glashutes bereits örtlich auf die Haut ein, so sammelten die Amerikaner, Thayer und Barnes, in den sechziger Jahren das Sonnenlicht mittels Brenngläsern, um Warzen, gutartige und bösartige Neubildungen zu verbrennen, so benutzte der Laie Mehl den L i c h t b r a n d , um die fressende Flechte und andere Hautkrankheiten zu beseitigen. Und S t r e b e l -München gelang es, eine Hand- oder Stativlampe zu konstruieren, welche ein Linsen- oder Spiegelsystem trägt, welches die Wärmestrahlen eines Voltabogens konzentriert. Der Sonnenlichtbrand ist damit durch den j e d e r z e i t zu gebrauchenden e l e k t r i s c h e n L i c h t b r a n d ersetzt. In gleicher Weise, wie die Sammlung der

Wärmestrahlen durch Linsen erreicht wurde, gelang auch die Sammlung der chemischen Strahlen der Sonne und des elektrischen Lichts. Der Kopenhagener Professor Finsen konstruierte einen Lichtsammelapparat mit Bergkrystallinsen (Fig. 32), die Wärmestrahlen schaltete er durch Abkühlung des Lichtes mittels einer 30 cm breiten Schicht destillierten Wassers aus. Um die lichtaufsaugende Wirkung des Blutes auszuschalten und somit ein tieferes Eindringen in die Haut zu ermöglichen, konstruierte er eine plankonvexe, doppelumränderte Linse aus Bergkrystall, in deren Innerem stets kaltes Wasser strömt. Diese wird auf den zu behandelnden Hautabschnitt aufgedrückt. Dieses Druckglas (Kompressorium) macht den bedrückten Hautabschnitt blutleer und gestattet so das Eindringen der gesammelten chemischen Lichtstrahlen. Durch diese Art der Lichtbehandlung ist es Finsen gelungen, sein Vaterland von der Seuche der fressenden Flechte zu befreien, und viele andere Hautkrankheiten bakteriellen und nicht bakteriellen Ursprungs erfolgreich zu behandeln.

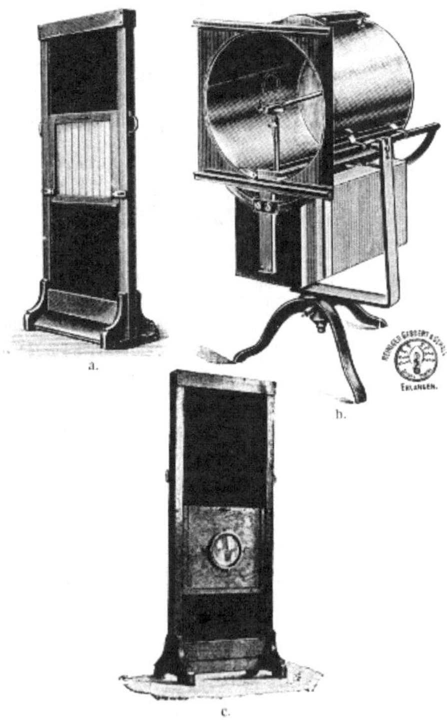

Schutz-Marke
Reiniger Gebbert & Schmall
Erlangen.

Fig. 33. Blaulichtsammelapparat und Blaulichtbestrahlungskörper.

Will man größere Hautbezirke örtlich mit Bogenlicht behandeln, so eignet sich am besten hierzu ein regulierbarer elektrischer Scheinwerfer. (Fig. 33 a, b, c.) Derselbe besteht im wesentlichen aus einer Bogenlampe von 20 bis 25 Ampères, deren Kohlenstifte horizontal gestellt sind. Der Apparat ist mit einem Metallspiegel (Reflektor) und einer Einrichtung zur Verschiebung des Voltabogens vom Spiegel versehen. Zur Ausschaltung der Wärmestrahlen benutzt man Glaslinsen, welche mit verdünnter, ammoniakalischer Kupfersulfatlösung gefüllt sind. Durch diese läßt man das Licht gehen. Der Scheinwerfer hat schwächere Wirkung als der Finsen'sche Apparat.

d) Das farbige Licht.

Auch die einzelnen Farben des Lichtes hat man sich für die Körperpflege nutzbar zu machen gesucht. Dieselben äußern ihre Hauptwirkung auf Gemüt und Nerven. Rotes Licht erregt die Nerven, ist daher zur Anregung melancholisch und hypochondrisch Verstimmter erfolgreich verwendet worden; grünes, blaues und violettes Licht beruhigt die Nerven, deshalb eignet es sich zur Behandlung nervöser Menschen, die sich in abnormer Erregung befinden. Bei Hautentzündungen der verschiedensten Art, bei der Rose, dem Exzem, bei Blattern etc. bedient man sich zur Behandlung des roten Lichtes, indem man die chemischen Strahlen, welche ja die bereits entzündete Haut noch mehr entzünden würden, abfiltriert. Die erfolgreiche Behandlung der Blattern mittels roten Lichtes ist deswegen von besonderer Bedeutung, weil sie eventuell die Schutzpockenimpfung überflüssig macht.

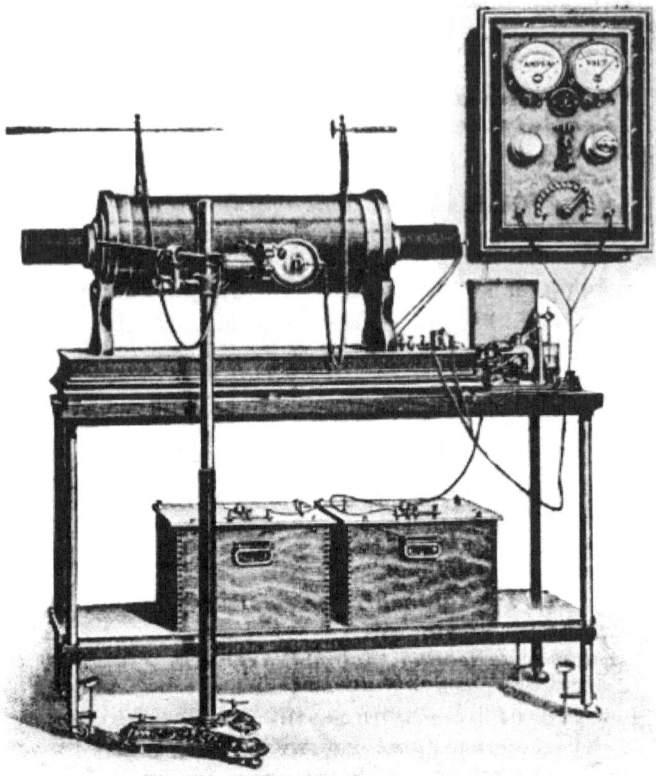

Fig. 34. Röntgenstrahlenapparat.

e) Röntgen- und Becquerelstrahlen.

Prof. Röntgen in Würzburg, jetzt München, machte die Entdeckung, als er eine Hittorf'sche Röhre (= luftleergemachte Röhre, in welcher die Entladung elektrischer Induktionsströme erfolgt) mit schwarzem und undurchsichtigem Karton umhüllte, in die Nähe eines mit fluoreszierendem Bariumplatincyanür bestrichenen Schirmes brachte, daß derselbe aufleuchtete. Es mußte also etwas, obwohl für unser Auge unsichtbar, von der Röhre ausstrahlen, welches ungehindert durch den Karton hindurch wirkte. Diese Strahlen, die von der Kathode ausgehen, aber keine Kathodenstrahlen sind, weil sie vom Magnet nicht abgelenkt werden, nannte Röntgen X-Strahlen. (Fig. 34.) Dieselben entladen elektrische Körper, interferieren nicht, werden weder regelmäßig reflektiert noch gebrochen, durchdringen dagegen fast alle Stoffe. Auf die photographische Platte wirken sie ebenso wie die Lichtstrahlen. Sie durchdringen die Weichteile des menschlichen Körpers leichter als die Muskeln, am schwersten die Knochen, werden also nicht wie die chemischen Lichtstrahlen vom Blute verschluckt, und können deshalb Tiefenwirkung äußern.

Man verwendet das Röntgenlicht zur Erkennung der kranken Teile des Körpers, aber auch zu deren Heilung. Leider verbrennt dasselbe ungemein leicht die Haut und muß deshalb sehr vorsichtig angewendet werden. Bei Hautkrankheiten, zur Enthaarung und einigen anderen Erkrankungen leistet es gute Dienste, ja es wird immer häufiger von Krebsheilungen durch Röntgenlicht berichtet.

Ob den sogenannten Becquerelstrahlen nützliche Einwirkungen auf den menschlichen Körper zuzuschreiben sind, ist mit Sicherheit bisher noch nicht festgestellt. Es sind dies diejenigen Strahlen, welche von dem metallischen Uran ausgehen und leuchtfähige Körper zum Leuchten bringen. Sie haben im menschlichen Körper keine Tiefenwirkung.[6]

[6] Näheres über die Heilkraft der Röntgen- und Becquerelstrahlen s. Riecke, Hygiene der Haut, Haare und Nägel, (Bibliothek der Gesundheitspflege Bd. 12.)

f) Blondlot-Strahlen (N-Strahlen).

Hochinteressant sind schließlich die von dem Nancyer Professor Blondlot entdeckten Strahlen, welche er zu Ehren der Stadt Nancy die (N-) Nancy-Strahlen genannt hat. Er fand nämlich bei der Untersuchung der von Röntgen-Röhren abgehenden Strahlen gewisse Strahlen, welche einen schwachen elektrischen Funken verstärken. Wie die X-Strahlen durchdringen sie undurchsichtige Körper z. B. dünne Metallplatten, Holz, Papier, werden aber andererseits durch eine 3 mm dicke Steinsalzschicht oder durch Wasser und andere Substanzen aufgehalten. Sie unterscheiden sich ferner von den X-Strahlen dadurch, daß sie den Gesetzen der Reflexion gehorchen, polarisierbar und refraktibel sind. Diese merkwürdigen Strahlen werden von den meisten Lichtquellen so besonders von der Sonne ausgesandt und von der Mehrzahl der Körper aufgenommen. Sie können durch Kompression eines Körpers hervorgerufen werden; sie werden von Pflanzen und vom Tierkörper ausgesandt. Der menschliche Körper sendet die N-Strahlen in verschiedener Intensität aus je nachdem der Muskel ruht oder sich zusammenzieht, je nachdem ein Nerv oder Nervenzentrum in stärkerer oder schwächerer Erregung ist. Diese Strahlen sind bisher nur zu diagnostischen Zwecken verwendet worden; wie weit sie hygienisch oder für Heilzwecke brauchbar sind ist bisher noch nicht festgestellt.

4. Die Luft in Beziehung zum menschlichen Körper.

Hat sich das Licht in vieler Beziehung als ungemein wertvoll, ja unersetzbar für den menschlichen Körper erwiesen, und haben wir das Licht als diejenige Nahrung kennen gelernt, welche unser Blutorgan fast völlig verschluckt, um daraus ungeahnte Energiemengen im Körper aufzuspeichern und daraus Kräfte der verschiedensten Mächtigkeit zu bilden, so können wir dennoch, wenn auch nur als Sieche, unser Dasein ohne dasselbe fristen. Ohne Luftnahrung aber können wir nur wenige Minuten sein, ohne Luft müssen wir sterben. Diese unterhält alle unsere Lebensprozesse, sie ist also von noch größerer Bedeutung für uns als das Licht.

Die Erde ist von einer Lufthülle umgeben, welche im wesentlichen aus 20,75% Sauerstoff, 78,38% Stickstoff, 0,03% Kohlensäure und 0,84% Wasserdampf besteht, dazu kommen Spuren von salpetriger Säure, Ammoniak, Grubengas und Sonnenstäubchen. Unter letzteren versteht man Kieselsäure, Staub und die mit dem Staub aufgewirbelten Partikeliten der belebten und unbelebten Natur. Wie alle auf der Erde befindlichen festen oder flüssigen Körper wird auch die Luft von der Anziehungskraft der Erde festgehalten. Die Luft übt demnach einen Druck auf die Oberfläche der Erde und ihre Bewohner aus; dies ist der sogenannte Luftdruck, der mit einem Gewicht von 5 Trillionen Kilogramm auf die Erde drückt. Dieser Luftdruck zeigt infolge der hohen Beweglichkeit und Ausdehnungsfähigkeit der Luft unausgesetzt Schwankungen. Ebenso ist der Wassergehalt und der Wärmezustand der Luft in stetiger Veränderung. Den Einfluß der Sonnenstrahlung haben wir ja bereits kennen gelernt.

Aber wir leben ja nicht nur in durchsonnter, sondern auch in durchfeuchteter, durchwindeter, heißer, warmer und kalter Luft in ihren verschiedenen Kombinationen.

Ihr Verhältnis zum menschlichen Körper verstehen wir am besten, wenn wir erstens die verschiedenen atmosphärischen Einflüsse und zweitens die Funktionen desjenigen Organs kennen, welches uns von derselben abschließt und wiederum mit ihr verbindet, nämlich des Hautorgans.

Die Luft äußert eine mehr oder weniger starke Wärme- resp. Kältewirkung.

Diejenige Luft, welche höhere oder niedrigere Temperaturen, als die augenblickliche Hauttemperatur hat, wirkt als ein Reiz von der Oberfläche aus, ruft die sogenannte Reaktion hervor. Je größer die Reizwirkung ist, d. h. je mehr die Lufttemperatur von der Hauttemperatur sich entfernt, um so stärker ist auch die Reaktion von seiten des Körpers.

Diese Reizwirkung ist für den Kältereiz eine etwas andere als für den Wärmereiz. Beide reizen die Empfindungs- und die Gefäßnerven; leiten den Reiz zu den nervösen Zentralorganen und wirken von dort aus umstimmend und verändern daselbst den Blutumlauf, sie verändern reflektorisch die Peristaltik im Verdauungsapparat und die Tätigkeit der Eingeweide, sie beeinflussen die Herz- und Gefäßarbeit, sie verändern Atmung und Körpertemperatur, kurzum sie wirken von der Oberfläche aus reflektorisch in die Tiefe auf alle Organe. Ist diese Reizwirkung eine vorübergehende und der Kraft des Körpers individuell angepaßte, so wird die Anregung zu erhöhter Lebensbetätigung die Folge sein, ist der Reiz ein mehr gleichbleibender, nicht wechselnder oder für die Reaktionskraft zu starker in seiner Höhe oder seiner Dauer, so wirkt er ermüdend, abspannend, erschlaffend und lähmend. Bei fortdauernder Wärmewirkung wird der Körper von der Oberfläche aus mehr und mehr mit Wärme geladen bis zur vollkommenen Wärmestauung, auf welche der Körper dann mit erhöhter Verdunstung des Körperwassers und mit Schweißausbruch antwortet und damit den Ausgleich zur Norm anstrebt.

Bei fortdauernder Kälteeinwirkung auf den Körper kommt es zur abnormen Abkühlung von der Oberfläche aus, die mehr und mehr in die Tiefe eindringt. Aber auch gegen die Gefahr der Durchkältung hat der trainierte Körper Schutzvorrichtungen.

Die Wärme- und Kälteeinwirkung der Luft ist jedoch für denjenigen Körper der abgehärtet ist, d. h. welcher sich an die verschiedenen Temperaturen gewöhnt hat, niemals eine Gefahr und niemals eine Verminderung der Lebensenergie, sondern stets eine Mehrung derselben. Denn die Lufttemperatur ist in jeder Sekunde eine etwas andere, stetig stuft sie sich nach oben oder unten ab, und jede Veränderung derselben bedeutet stets einen neuen Lebensreiz. Denn die Luftkomponenten sind vielfache und sich gegenseitig verändernde, so daß auch die von ihnen ausgehende Wirkung auf den Körper eine wechselnde, vielseitige und anregende sein muß. Und gerade in dem steten Wechsel und Ineinandergreifen der Luftfaktoren liegt das Charakteristische des sogenannten Luftbades.

Die Wissenschaft hat bisher nur die einzelnen Faktoren der Luft isoliert betrachtet und zu hygienischen und Heilzwecken benutzt, z. B. die Sonnenwirkung in ihren Eigenschaften der Wärme und des Lichtes, die Luftverdichtung und Luftverdünnung etc., nicht aber in ihrer Gesamtwirkung und ist deshalb zu einer Kenntnis und Bewertung des Luftbades bisher noch nicht vorgedrungen. Würde dieselbe aber den

Luftfluß, die Luftelektrizität, die Luftfeuchtigkeit, die Luftgerüche u. s. w. berücksichtigt haben, so würde sie zu der Erkenntnis gekommen sein, daß die Luft für den menschlichen Körper der mannigfachste aller Lebensreize ist, der durch seine Vielseitigkeit stetig die Lebensenergien vermehrt. Man gehe nur aus der Sonne in den Schatten und bemerke den Gegensatz der Temperaturen, man trete nur auf die freiliegende Ebene aus dem Walde heraus, der Schutz vor dem Winde bietet, um die bald mildere, bald gewaltigere Massagewirkung der Luftbewegung am Körper zu fühlen, wie sie die heiße, warme oder kalte, trockene oder feuchte Luft in den Körper zu pressen sucht, wie sie den Körper austrocknet oder die Oberfläche spröde oder feucht oder warm oder kalt macht; man bemerke, wie wir die Muskeln anspannen müssen um dem mehr oder minder starken Luftdruck zu begegnen. Dieselbe Luftbewegung, die wir als Druck der veränderten Temperatur an unserem Körper fühlen, sehen wir sie nicht mit unseren Augen und hören dieselben nicht mit unseren Ohren deutlich vor uns, wie der Wind heult, wie die Bäume rauschen, das Meer braust und wogt, wie die Blumen die Köpfchen neigen, wie die Wolken jagen! Riechen wir nicht die uns zugewehten Gerüche! Allein dieser Anreiz unserer Sinnesnerven genügt, um schon mehr oder minder starke Bewegungen unserer Seele hervorzurufen.

Aber noch vielseitiger ist der Luftreiz. Kombinieren wir die Sonnen-, die Temperatur- und Luftflußwirkungen mit denen der Luftfeuchtigkeit in ihren verschiedenen Abstufungen. In der feuchten Luft können wir sämtliche Bäder nehmen, die wir sonst nur in den Wasser-Badeanstalten zu bekommen gewöhnt sind. Kalte und warme Wasser-Bäder von kurzer oder langer Dauer, wechselnd in ihrer Temperatur mit stärkerer oder schwächerer Wasser-Bewegung, gleichsam ein Wellenbad oder Regendouche oder Strahlendouche, mit mehr oder weniger Elektrizität oder chemischer Lichtkraft geladen.

Fügen wir schließlich noch den Faktor der Luftelektrizität zu allen bisherigen, von der wir wissen, daß sie bei jeder Temperatur besteht, daß sie mit ihrer Erhebung bei nebligem Wetter zunimmt, daß ihre Niederschläge bald positiv, bald negativ elektrisch sind, daß sie in ihrer Positivität und Negativität wechselt, daß sie eine tägliche Periode hat. Da wir ferner wissen, daß auch der menschliche Körper elektrische Ströme beherbergt und daß unser Hautorgan in wechselndem Grade die Elektrizität zurückhält und aufnimmt, so sind wir auch berechtigt anzunehmen, daß unser Körper von der Luftelektrizität beeinflußt wird, auch wenn wir die speziellen gesundheitlichen Gesetze noch nicht wissenschaftlich erforscht haben.

So sehen wir denn, daß sämtliche Reizarten, die wir zur Unterhaltung des Lebens nötig haben, in der Luft enthalten sind, nämlich der thermische, chemische, mechanische, elektrische und physiologische Reiz. Haben wir den Körper mit sämtlichen gymnastiziert, so ist er an die dieselben gewöhnt, d. h. gesund, hat er sich derselben entwöhnt, so ist die Reaktion darauf eine quantitativ aber qualitativ veränderte und der Körper krank. Wie die Entwöhnung dieser Lebensreize den Körper siech macht, so läßt ihn die Gewöhnung an dieselben wieder gesunden.

5. Die Arbeitsleistung der menschlichen Haut.

Bekanntlich sondert die Haut, welche beim Erwachsenen eine Größe von 1½ qm hat, stetig feste, flüssige und gasförmige Stoffe ab. Die in dauernder Abschilferung begriffenen Hornschichtsschüppchen, die ausfallenden Haare, der von den Talgdrüsen abgesonderte Hautschmer, welcher Haare und Haut einfettet und geschmeidig erhält, der von den ca. 2 Millionen Schweißdrüsen abgesonderte Schweiß sind solche Absonderungsprodukte. Mit dem Schweiß verlassen Farb- und Riechstoffe, sowie Selbstgifte den Körper. Die H a u t a t m u n g ist eine nicht unerhebliche: Gasförmig entströmen der Hautpforte Kohlensäure und Wasserstoff und wird Sauerstoff in geringer Menge vom Körper aufgenommen. Die Kohlensäureausscheidung ist zwar für gewöhnlich nur gering, nämlich nur ⅓-½% der gesamten Kohlensäure-Elimination; sie kann jedoch mit zunehmender Außentemperatur und bei Körperbewegung bis zum neunfachen wachsen. Die Wasserdampfabgabe durch die Haut ist dagegen eine bedeutende. Während 24 Stunden beträgt sie im Ruhezustand des Körpers 7-800 gr, steigt jedoch bei Bewegung leicht auf 1500-2000 gr und darüber. Mit dem Körperwasser verlassen Kochsalz, Harnstoff, Fette, flüchtige Fettsäuren, Cholesterien, Rodan und andere noch nicht studierte, teils spezifisch riechende, teils giftige Stoffe den Körper. Die hohe Giftigkeit des Schweißes steht unzweifelhaft fest und wird durch Körperarbeit ebenso wesentlich erhöht wie sein Gehalt an Bakterienkeimen. Die Haut vollzieht demnach die Funktion der D r a i n a g e (Trockenlegung) und der E n t g i f t u n g d e s K ö r p e r s.

Nun entzieht aber jedes Liter Wasser, das bei 37° C verdampft wird, dem Körper 580 Kalorien Wärme (unter Kalorie versteht man diejenige Wärmemenge, welche nötig ist, um 1 Kilogramm Wasser von 0° auf 1° Celsius zu erwärmen).

Die Haut wird also durch die Wasserabgabe zu einem vorzüglichen K ü h l a p p a r a t des Körpers. Die Einrichtung zur Wärmeabgabe wird durch die Fähigkeit der Haut, direkt Wärme auszustrahlen und auszuleiten vervollkommnet. Andererseits ist die Haut die Vermittlerin der Wärmezufuhr von außen, die unter Umständen eine größere sein kann als die der Wärmeabgabe. Dadurch ferner, daß das Hautorgan ein großes Blutgefäßnetz besitzt, das bei maximaler Erweiterung ein Drittel des

Gesamtblutes aufnehmen kann, und dieses Blutreservoir je nach Bedarf weit und eng eingestellt werden kann, ist der Körper im stande an der Oberfläche Wärme aufzunehmen oder abzugeben, Kälte, Wind und Nässe von sich fern zu halten. Vermittels feinsinniger Nerven vermag der Körper diese sogenannte physikalische Wärmeregulation aufs prompteste einzustellen; denn sie zeigen feiner als die besten Barometer, Thermo-, Anemo- oder Hygrometer, die geringsten Wetterkombinationen und Wetternuanzen an, vorausgesetzt, daß man sie geübt hat. Unwillkürlich richtet sich der Körper nach dieser Wetteranzeigevorrichtung, indem er z. B. bei Kälte oder feuchter, windiger Luft einerseits die Wärmeabgabe durch Zusammenziehung der Blutgefäße und der gesamten Haut verhindert und andererseits die Muskeln durch Zittern, Frostschauer etc. in Bewegung bringt und auch sonst das Gefühl erweckt, durch willkürliche Bewegungen Wärme zu erzeugen.

6. Beeinträchtigung der Arbeitsleistung des Hautorgans durch die Kleidung.

Bedenkt man alle diese wichtigen Lebensfunktionen des Hautorgans, die der Atmung, der Trockenlegung der Gewebe, der Entgiftung, der Kühlung und der Heizung, sowie schließlich der Wettereinstellung des Körpers, so versteht man leicht, daß ein Aufhören ihrer Funktion gleichbedeutend mit dem Aufhören des Lebens ist. Ja es braucht nicht einmal die Gesamtoberfläche der Haut, sondern nur ein größerer Bezirk derselben funktionsunfähig gemacht zu werden, wie dies so häufig bei oberflächlichen Verbrennungen statt hat, und der Tod tritt ein.

Jede Behinderung der Hautfunktion führt zu Störungen der Körperfunktionen in mehr oder weniger hohem Grade, so unter andern auch durch unsere moderne Bekleidung.

Es ist experimentell von Schierbeck nachgewiesen worden, daß je mehr der Körper bekleidet ist, um so mehr die Wasserdampfabgabe desselben eingeschränkt wird. Damit ist aber bewiesen, daß durch die Kleidung die Drainage- und Entgiftungsfunktion des Hautorgans, sowie die der Wärmeregulation nicht unwesentlich beeinträchtigt wird. Es steht wissenschaftlich ferner fest, daß der unbekleidete Körper, weil die Luft ein schlechter Wärmeleiter ist, durch Leitung nur ganz geringe Mengen Wärme verliert, dagegen durch Strahlung dreimal mehr. Dieser Wärmeverlust durch Strahlung ist jedoch nicht so bedeutend, als man von vornherein annehmen sollte, weil ja die Luft 20-25mal schlechter Wärme leitet als das Wasser.

Erst die durchfeuchtete Luft leitet besser und steigert den Wärmeverlust durch Strahlung, welcher aber nach Prof. Rubner durch

Bestrahlung der Sonne selbst bei geringem Hochstand derselben in reichlichem Maße kompensiert wird.

Die durchsonnte Luft kompensiert also den eventuellen Nachteil der Luftdurchfeuchtung.

Bei feuchter Luft, selbst wenn dieselbe von stärkeren Niederschlägen begleitet ist, hat der nackte Körper außer dem Schutz der Sonnenbestrahlung noch den der Fettigkeit der Haut. Denn dieselbe sorgt dafür, daß z. B. der Regen schnell an ihr abfließt, und der Körper so vor zu großen Wärmeverlusten bewahrt bleibt.

Durchwindete Luft schützt bei mittleren und höheren Temperaturen den unbekleideten Körper vor zu großen Wasserverlusten und läßt Temperaturen, die die Körpertemperatur übersteigen, leichter ertragen.

Bei warmer aber windiger Luft beginnt der Körper frühzeitiger unwillkürliche Muskelbewegungen wie Zittern, Zusammenschauern etc. auszuüben und ist leichter aufgelegt, auch willkürlich die Muskeln zu bewegen als bei windstiller, warmer Luft. Beide Arten der Bewegung erzeugen Körperwärme, gleichen also den durch den Wind erzeugten Wärmeverlust durch stärkere Wärmeproduktion aus.

Der Körper hat aber, wie wir gesehen haben, in dem großen Blutgefäßnetz der Haut eine Kühl- oder Wärmevorrichtung je nach Bedarf.

Bei windiger kalter, oder windiger nasser Luft zieht er die Blutgefäße zusammen, drängt das Blut in das Körperinnere und verhindert so eine abnorme Abkühlung, bei windiger warmer Luft läßt er die Blutgefäße sich später erweitern als bei windstiller warmer Luft, weil er die Blutwärme ja länger festhalten muß und läßt er frühzeitiger unwillkürliche und willkürliche Bewegungen ausführen, als bei windstiller warmer Luft, weil er ja früher auf die Erzeugung von Körperwärme angewiesen ist.

Die Fähigkeit der Haut sich für jede mögliche Lufttemperatur einzurichten, bedeutet demnach für den Körper einen Sonnen-, Nässe-, Wind-, Kälte- und Wärmeschutz.

Der unbekleidete Mensch ist, vorausgesetzt, daß er gesund und sein Hautorgan ein durch die verschiedenen Wetterkombinationen geschultes ist, stets dem Bekleideten gegenüber im Vorteil. Gegen das etwaige Zuviel des Lichtes der Sonne, hat er die Bräunung, gegen Regen die Fettigkeit, gegen Wind, Kälte und Wärme die Erweiterung oder

Verengerung der Hautblutgefäße. So kann z. B. bei hohen Kältegraden der nackte Mensch wärmer als der bekleidete sein, denn die Kleidung ist nur solange ein Wärmeschutz, als sie selbst noch warm ist. Ist sie erst einmal kalt geworden, so muß der Mensch durch Bewegung, Nahrung etc. eine größere Wärmemenge erzeugen, einmal um den Körper selbst wieder auf die gewünschte Temperaturhöhe zu bringen, zweitens um die kalt gewordene Kleidung zu erwärmen. Kalte Kleidung entzieht dem Körper ziemlich erheblich Wärme, zumal wenn dieselbe durchfeuchtet ist. Die Kleidung tritt also nur da in ihr Recht, wo es gilt, dem Körper den produzierten Wärmevorrat zu erhalten.

Ein ähnliches Verhältnis ist bei hoher Lufttemperatur der Fall; auch hier muß der Körper eine doppelte Leistung vollbringen, nicht blos sich selbst, sondern auch die Kleidung abkühlen.

So schnell als der Witterungswechsel in jeder Minute es erfordert, kann man die Temperatur und den Feuchtigkeitsgehalt nicht abändern; eine gut trainierte daher wetterfeste und regulationsfähige Haut vermag diese Leistung aber blitzschnell für jede Wetterkombination zu vollbringen.

Dem Bekleideten kommt der produzierte Schweiß für die Abkühlung nicht völlig zu gute. Denn wie gelegentlich anstrengender Uebungen nachgewiesen worden ist, enthält die Kleidung häufig 6-8000 gr Wasser, welches bis in die äußeren Kleiderschichten eindringt. Daselbst erfolgt die Verdampfung nur zum Teil auf Kosten des Körpers, vielmehr auf Kosten der umgebenden Luft. Diese vom Körper aufgebrachten Schweißverluste sind für den bekleideten Körper also nutzlos und sind bei wasserdampfreicher Luft sogar zu fürchten, weil dann die Verdampfung in der den Körper direkt umspielenden Luftschicht gehindert ist.

Die mit Schweiß imprägnierte Kleidung ist wegen ihres Reichtums an Toxinen und Bakterien eine Infektionsgefahr, sowohl für den Träger selbst, als auch für seine Mitmenschen, eine Brutstätte aller möglichen Krankheitskeime.

Die durchschweißte oder auch von außen durchnäßte Kleidung bietet die Gefahr der Erkältung für einen in Bewegung Gewesenen, wofern dieselbe nicht rechtzeitig durch trockene ersetzt wird, sobald der Körper in Ruhe kommt. Denn die nachträgliche Verdampfung entzieht dem Körper, der während der Ruhe pro Stunde höchstens 80 Kalorien produziert, viele hundert Kalorien, führt also zur abnormen Abkühlung des Körpers. Die

Durchblutung des Hautorgans während der Bewegung macht einer plötzlichen Blutleere in der Ruhe Platz, bedingt also eine plötzliche Blutüberfüllung der Eingeweide und stellt plötzlich und abnorm hohe Anforderungen an die Regulierfähigkeit des Hautorgans.

Und so sehen wir denn tatsächlich, daß bei kühler Witterung unsere unbekleideten Teile häufig wärmer sind als die bekleideten, so wird uns der Regen und Schnee auf den unbekleideten Körperstellen weniger lästig als in unserer Kleidung, die wir möglichst bald abzulegen suchen, so sehnen wir uns bei heißer, sonniger Witterung darnach, den Körper zu entblößen und alle die Vorteile, die Licht und Wärme der Sonne bringen, an unseren Körper heranzulassen. Denn die chemische, bakterientötende, stoffwechselanregende, die Wärme und lebenerwirkende Kraft des Lichtes ist ja nicht nur in der Heilwissenschaft, sondern auch in weiten Laienkreisen bekannt.

Andrerseits bietet die Kleidung dem Menschen selbstverständlich auch viele Vorteile, die für unsere heutige Kultur nicht zu unterschätzen sind. In der Rauhkeit unseres Klimas sind wir auf dieselbe angewiesen. Denn nur in der warmen Jahreszeit könnten wir dieselbe bei beruflicher Tätigkeit zur Not auf längere Zeit entbehren. Wir können aber z. B. eine sitzende Beschäftigung während der kühlen Jahreszeit nicht ohne Schaden für unseren Körper unbekleidet ausüben. Die Kleidung tritt überall da in ihr Recht, wo dem Körper durch unsere Lebensgewohnheiten, durch die Art der Beschäftigung die Gelegenheit genommen wird, genügend Wärme zu produzieren, wo sie uns hilft, mit dem produzierten Wärmevorrat Haus zu halten.

Nun könnte man den Einwurf machen, daß die zeitweilige Lüftung des nackten Körpers im Luftbade zwar für das sonnige Griechenland, nicht aber für unsere rauhen klimatischen Verhältnisse geeignet sei. Dieser Einwurf besteht jedoch nicht zu recht. Denn leben nicht noch heute die Feuerländer in ihrem bekanntlich sehr rauhen Klima (Jahresmittel der Temperatur ist 6,2°) dauernd fast nackt? Und hat nicht das Massenexperiment unserer deutschen Luftbadler den Gegenbeweis bereits erbracht?

7. Welchen Nutzen hat der kranke Mensch vom Luftbade?

Um die Frage, ob der kranke Mensch Nutzen vom Luftbade hat, korrekt zu beantworten, müßte ich eigentlich ein Buch für sich schreiben. Der Rahmen dieser Blätter gestattet nur eine mehr summarische Beantwortung.

Nur wenige Hautkranke gibt es, welche bei richtiger Ausnutzung des Luftbades von demselben keinen Vorteil haben. Alle diejenigen Patienten, denen die Haut brennt, schmerzt, juckt und sonstige abnorme Empfindungen verursacht, finden sehr schnelle Linderung und schließlich Heilung, wenn sie Schattentemperaturen und die kühleren Temperaturen der Frühjahrs-, Herbst- und milderen Winterszeit benutzen. Je nach dem Kräftezustand des Körpers und nach dem Kältegrad und Luftfluß der Atmosphäre sollen sich die stärkere oder schwächere allgemeine Körperbewegung machen. Das Hautorgan wird durch den Wetterreiz einerseits und durch die Muskelbewegung andererseits in Bewegung gebracht, gymnastiziert. Durch diese direkte und indirekte Hautgymnastik, die gleichzeitig die Vorteile der Körpergymnastik und der Abhärtung mit sich bringt, wird die Ursache der abnormen Hautempfindungen beseitigt. Die kühlen Lufttemperaturen wirken bei denjenigen Kranken, die infolge einer akuten Hautentzündung ein ausgesprochenes Gefühl der Hitze und der Spannung haben, ebenfalls ungemein angenehm und heilend. Diese entspannende und kühlende Luftwirkung kann man durch zuvoriges Einölen mit irgend einem gereinigten Oel erheblich unterstützen. Auch da wo die Haut rauh und rissig geworden ist, soll man zuvor tüchtig und wiederholt einölen, sonst würde sie namentlich bei etwas stärker bewegter Luft noch rissiger und eventuell blutend. Diese Behandlung empfiehlt sich besonders bei Rotlaufkranken, die jede Temperatur und jede Lichtstärke der Luft benutzen können, nur die Oelung der Haut vorausgesetzt. Einen auffallend schnellen und unkomplizierten Verlauf beobachtet man bei allen denjenigen Fieberkranken, welche gleichzeitig einen Ausschlag am Körper zeigen, der im ursächlichen Zusammenhang mit der Fiebererkrankung steht, z. B. bei Masern-, Scharlach-, Pocken-, Typhuskranken, die vorwiegend einer Sonnenbehandlung unterworfen werden. Umhüllt man diese Kranken mit dünnen porösen roten Schleiern, schützt ihre Augen durch farbige Gläser, läßt sie selbstverständlich in absoluter Ruhelage und wechselt je nach der Intensität der Körperreaktionen mit Schattentemperaturen und leichteren Wasserapplikationen, so ist ihre Genesung eine schnellfortschreitende und vollständige.

Die Kranken, deren Haut das Symptomenbild des sog. Exzems mit oder ohne bakterielle Komplikation zeigt, bedienen sich in allen Stadien der Erkrankung mit Vorteil des Lichtbrandes, dem sie sich in möglichst ausgiebiger Weise viele Stunden aussetzen. Nässung, Schuppung etc. verschwinden, die kranke Haut wird auf dem Wege der Entzündung durch eine neue gesunde Haut ersetzt. In ähnlicher Weise gesunden Kranke, bei welchen in das geschwächte Hautorgan von außen Bakterien eingedrungen sind und dort ihr Parasitenleben auf Kosten des Organismus führen. Besonders deutlich sichtbar ist die Genesung der Kranken mit Schuppenflechte. Auch bei denjenigen Menschen, deren Haut wassersüchtige Schwellung zeigt, erweist sich die ausgiebige Belichtung und die windige heiße trockene Luft als unschätzbares Heilmittel. Die vorteilhafte Behandlung Lupuskranker und Patienten mit

Hautkrebs mit dem Sonnenbrand ist wohl allgemein bekannt.[7] Auch Hautwunden und selbst tiefere Wunden, die von der Oberfläche aus zugänglich sind, heilen unter Besonnung und Eintrocknung ungemein schnell und ergeben ebenso wie bei Lupus und Hautkrebskranken schöne glatte Narben. Auch die Wintersonne genügt in ihrer Intensität, wofern man nur ausgiebig die wenigen Sonnenscheinstunden ausnutzt.

[7] Vergl. Rieder, Prof. Dr. H., Die bisherigen Erfolge der Lichttherapie. Verlag von Ernst Heinrich Moritz, Stuttgart. Preis 75 Pfg.

Von auffallend günstiger Wirkung ist die Luftbadbehandlung bei allen Stoffwechselkranken; sie ist am stärksten an lichtvollen, windigen Tagen, zumal wenn sie mit individueller Körpergymnastik und individuell angepaßten Wassermaßnahmen vereinigt wird. Zuckerkranke, Fettsüchtige, Rheumatiker, Gichtiker, Blutarme, Bleichsüchtige, Rhachitische, Skrofulöse etc. verlieren relativ schnell die fehlerhafte Verarbeitung der Körperstoffe.

Bei denjenigen Menschen, bei welchen der Stoffwechsel derart darniederliegt, daß sie schlecht ernährt und siech sind, empfiehlt sich eine häufige leichte Massage in der Sonne.

Bei Nervenkranken ist vorzüglich das farbige Licht je nach dem Erregungszustand der Nerven zu wählen. Diejenigen Centren, welche den Sitz der Erkrankung darstellen, sind besonders vor den chemisch wirksamen Strahlen zu schützen und erst allmählich an dieselben zu gewöhnen. Kühlere Temperaturen, besonders der frühen Morgenstunden werden von Nervösen im Luftbade im Allgemeinen angenehmer empfunden und wirken schneller erholend. Fernhalten aller Luft- und Licht-Kontraste, verbunden mit absoluter Ruhe und öfteren einförmigen Reizen im Anfange, sodann bei fortschreitender Erholung Gymnastik der Sinne durch Naturbeobachtung, verbunden mit Atemgymnastik im Liegen, sodann mit leichter Streichmassage und Passiv- und Förderungsbewegungen, sodann Aktiv-Bewegung durch Nacktbeschäftigungsbehandlung der Gartenarbeit, dazu milde Wasserbehandlung und schließlich systematisch aufsteigende aktive Freiluftgymnastik, bis Gewöhnung an sämtliche Luftfaktoren, so besonders auch an ausgiebige Lichtfülle und starke Licht-Luftkontraste eingetreten ist und eine energische Körperbetätigung spielend geleistet wird, garantieren die Heilung. Neben dieser Behandlung ist eine seelisch individuell angepaßte Suggestionstherapie mit eventueller Benutzung der Hypnose anzuraten. Lungenschwache sollen vorsichtige

Lungengymnastik zunächst unter teilweiser Entblößung treiben und scharfe Luftkontraste vermeiden, allmählich dreister werden, bis das Hautorgan als Hülfslunge genügend erzogen ist. Besonders Schwindsüchtige mit und ohne Tuberkelbazillencomplikation sollen so vorsichtig beginnen und anfangs warme, trockene, staubfreie, womöglich ozonreiche und lichtstarke Luft bevorzugen.

Von längeren Freiluft-Liege-Kuren habe ich weniger Vorteil gesehen. Ist die Neigung zu reichlichen Schweißen und zu Blutungen vorüber, dann sollen sie dreist jede Lufttemperatur und jeden Luftwechsel selbstverständlich staubfreie Luft und stärkere Atemgymnastik und schließlich Allgemeingymnastik und Dauerlauf zur Genesung benutzen. Eine vorsichtige örtliche und später allgemeine Wasserbehandlung begünstigen die Genesung. Patienten mit Lungenerweiterung sollen bei erschwertem spärlichem Abhusten feuchte Luft bevorzugen und hauptsächlich forcierte Ausatmungsgymnastik betreiben im Gegensatz zum Einatmungs- und Atemhalten-Training Schwindsüchtiger. Die erfolgreiche Freiluftbehandlung Keuchhustenkranker ist wohl bekannt genug, um hier noch weiter erörtert zu werden.

Von geradezu verblüffendem Erfolg ist die Freiluftbehandlung Herzkranker, bei welchen man das Herz durch blaue Herzkühler schützt. Auch bei ihnen beginne man mit milderen Temperaturreizen, obwohl man die Wärme- und Lichtstauung des Körpers nicht sonderlich zu fürchten braucht. Hat der Herzkranke Gelenkerscheinungen, rheumatische Schmerzen, Blausucht, Eiweißharnen, wassersüchtige Symptome, so schalte man ebenso wie bei Nierenkranken feuchte und kalte Luft in der Behandlung aus, man denke jedoch daran, daß der Kranke nicht eher als gesundet betrachtet werden kann, als bis er auch an diese Luftfaktoren wieder gewöhnt ist. Massagebehandlung, individuelle Wasserbehandlung, Diät, passive und Förderungsgymnastik, später Aktivgymnastik, besonders der Rotationsbewegungen der Extremitäten (keine Rumpfgymnastik), Atmungstraining sind unterstützende Heilfaktoren.

Infektions-, Vergiftungs- und Verdauungs-Kranke der verschiedensten Art sind nicht minder erfolgreich bei richtiger Ausnutzung der Lichtluftfaktoren als unterleibskranke Frauen; bei jenen sind die örtlichen hydrotherapeutischen und insbesondere die diätetischen Maßnahmen, bei diesen neben örtlicher Hydrotherapie (Wasserbehandlung) vor allem die Thure Brandt-Massage und Gymnastik unterstützende Hilfsmittel.

Selbstverständlich ist es wohl, daß diejenigen Menschen, deren Krankheitserscheinungen wir mit dem Namen der

Erkältungskrankheiten bezeichnen, gerade durch Anwendung der Luftfaktoren am schnellsten genesen und durch Gewöhnung an die Luftfaktoren einer Wiederkehr der krankhaften Reaktionen ihres Körpers vorbeugen.

Nicht unwichtig ist der Umstand, daß diejenigen Menschen, die unter der Behandlung der Luftfaktoren ihre Gesundheit wiedergewonnen haben, mit denselben umgehen und ihrer individuellen Körperveranlagung anpassen lernen, also den guten Zustand ihres Körpers zu erhalten wissen und diese Gesundheitsarbeit spielend und frohsinnig in bester seelischer Verfassung geleistet wird.

8. Das Licht-Luftbad eine soziale Forderung.

In Rücksicht auf die gesundheitlichen Schädigungen, die die Beschränkung des Licht-Luftgenusses für das Einzelindividuum und für die Gesamtheit hat, muß man auf Abhilfe sinnen. Diese Uebelstände zu mildern resp. zu beseitigen, ist Aufgabe der Licht-Luftsportbäder.

Die Erfahrung in unseren modernen Sanatorien und in dem einzigen Krankenhaus des deutschen Reiches, welches vorurteilsfrei das Lichtluftbad als Heilfaktor benutzt, (es ist dies das Kreiskrankenhaus Groß-Lichterfelde bei Berlin unter Leitung des Geheimen Medizinalrat Professor Dr. E. Schweninger) hat gezeigt, daß eine große Zahl kranker Menschen allein durch den richtigen Gebrauch der Luft in den Luftbädern gesunden, daß sie aber in vielen Fällen wegen des Mangels bestehender Luftbäder ihrem Bedürfnis nach Lüftung später nicht mehr genügen können und von neuem erkranken. Es fehlt ihnen also das gesunderhaltende Mittel.

Für die Lösung vieler Gesundheitsfragen, z. B. der Tuberkulose- oder der Carcinomfrage, sowie für die Menschen dichtbewohnter Großstädte, ist die Schaffung derartiger Licht-Luftsportplätze ein dringendes Erfordernis.

Die hygienische Forderung der Luftbäder besteht für jeden Beruf zu Recht, für Reich und Arm, für Mann und Weib, für Kind, Jüngling und Greis, für Turner, Soldaten und für alle, welche irgend einem Sport huldigen.

So ergeben sich die sozialen Vorteile von selbst.

Ein abgehärtetes, seuchenfestes Volk, das seine Freude in natürlichen Genüssen sucht, den Luft- und Naturgenuß eintauscht gegen die so zweischneidigen Freuden des Alkohols, Nikotins, der geschlechtlichen Exzesse und anderer Genüsse, ist der Gefahr der Rasseentartung erheblich weniger ausgesetzt als eine immer mehr und mehr verweichlichende, genußsüchtige Bevölkerung.

Die Wehrfähigkeit des deutschen Volkes würde nicht unerheblich durch die Einrichtung von Luftbädern erhöht werden.

Die praktische Reformierung des Gasthauswesens würde durch Luftbäderanlagen wesentlich gefördert und erleichtert.

Das deutsche Turnwesen, alle Arten des Sports, das Schul-, Sport- und militärische Training würden gesundheitlich und ästhetisch gestaltet.

Die sozialen Gegensätze würden gemildert. Denn dem nackten Körper fehlen die Insignien von Reich und Arm, und das gemeinsame Ziel, den Körper im gemeinsamen, wagemütigen Spiel gesund und schön zu gestalten, wozu der Luftgenuß den unbekleideten Körper einladet, erhöht das Gefühl der Zusammengehörigkeit aller Volksgenossen.

Die wenigen Luftbadeanstalten, die bisher im Reiche bestehen, haben praktisch bewiesen, daß dieselben stark besucht werden, daß die Besucher, je länger sie den Luftgenuß hatten, desto gesunder wurden, daß sie mehr und mehr im steigenden Kraftgefühl den frischen Wagemut fanden, den nur das Vertrauen auf die eigene Kraft und Gesundheit schaffen, daß sie an Stelle der Genußsucht die Mäßigkeit setzten.

Die Luftbadeanstalten sind schließlich nicht nur eine hygienische und soziale Forderung, sondern auch eine Forderung der Aesthetik.

Der nur an den Hüften bekleidete Mensch, bei welchem etwaige Unebenheiten des Körpers nicht durch die Kleidung verdeckt werden, der andere nackte, schönheitliche Körper vorbildlich im Luftbade sieht, sucht alsbald seiner Eitelkeit folgend seinen Körper schönheitlich zu gestalten. Er benutzt die körperliche Uebung zur Modellierung seines Körpers und übt im Gegensatz zum Gipfelturner oder Radfahrer oder Berufsathleten nicht nur einzelne Muskeln, sondern sämtliche Muskelgruppen in harmonischer Weise. Die Einseitigkeit jener, die sich in übermäßiger Dicke der Arme bei gleichzeitiger Dünne der Beine oder umgekehrt, oder in irgend welchem Mißverhältnis der Körperproportionen zeigt, imponiert dem Nacktübenden nicht, er erkennt das Unschöne mehr und mehr und ruht nicht eher, bis er die Schwäche und das Häßliche seiner Körperformen beseitigt hat. So wird er allmählich, je schöner seine Körperformen sich modellieren, selbst ein schöner Vorwurf für den Künstler (s. Titelbild).

Dabei lernt das Auge des Beschauers, der zuvor das Nackte als anstößig und unsittlich betrachtete, dieses wieder als sittlich, rein und schön auffassen.

Der griechische Künstler, der in den Palaestren den in der Nacktheit schön gebildeten Körper in Ruhe und Bewegung dauernd vor Augen hatte und darum vorbildlich Schönes schaffen konnte, hat vor dem deutschen Künstler dann nichts mehr voraus. Das Auge des Künstlers, sowie jedes Beschauers, wird schönheitlich erzogen, die Sinne werden veredelt, die Kunst wird mehr und mehr Allgemeingut.

Die Einrichtung von Luftbädern ist nun aber tatsächlich ein Bedürfnis weiter Volksschichten geworden.

Das geht vor allem daraus hervor, daß sich zahlreiche Vereine mit derartigen Bestrebungen in fast allen größeren Städten des deutschen Reiches gebildet haben, die unter dem Namen des „Deutschen Vereins für vernünftige Leibeszucht" bekannt sind, daß Privatleute aus eigenen Mitteln im Kleinen derartige Luftbäder an vielen Orten schufen, daß Zeitschriften entstanden, welche ähnliche Forderungen aufstellten. Die beste und bekannteste Zeitschrift dieser Art ist „Kraft und Schönheit".

Endlich ist darauf hinzuweisen, daß die Einrichtung von Luftbädern dem Staate keine wesentlichen Kosten verursachen würden. Turnplätze, Kasernenhöfe, Spielplätze inmitten und an der Peripherie der Städte sind zur Genüge vorhanden; eine etwaige Umzäunung der Plätze, Angliederung an Badeanstalten und Armierung mit Turn- und Sportgeräten erfordern nur ganz geringe Mittel. Turn- und Schullehrer, welche mit den für den Licht-Luftgebrauch nötigen Vorsichtsmaßregeln bekannt gemacht werden müßten, sind in genügender Zahl vorhanden. Eine höhere Belastung des Etats wäre also unnötig, Ersparnisse an anderen hygienischen Instituten sehr wahrscheinlich. Als Beispiel und Vorbild ist das städtische Freilicht-Luftbad Münchens anzuführen, welches diese Stadt an eine Volksbadeanstalt angliederte. Das Luftbad war bei einem Eintrittspreis von 10 Pfennig trotz des regnerischen Sommers von einer täglichen Mindestzahl von 500 Besuchern frequentiert. An den Sonntagen stieg die Besucherzahl bis auf 900. Das Terrain erwies sich für das ungeheure Bedürfnis, obwohl es eine Größe von 400 Quadrat-Ruten hatte, als viel zu klein und soll deswegen um das vierfache vergrößert werden.

9. Praxis des Nacktturnens.

Nachdem wir die Gesetze der Bewegung, des Lichtes und der Luft und ihre Einwirkung auf den menschlichen Körper kennen gelernt haben, steht es außer Frage, daß Leibesübungen jeder Art logischer Weise nackend betrieben werden müssen.

a) Die Notwendigkeit des Nackturnens.

Durch die Gymnastik wird schneller als durch die Bewegungen des täglichen Lebens Aufbau und Abbau der Stoffe des Körpers erzielt; trotzdem lernt derselbe, sich den Uebungen anzupassen, und produziert weniger Ermüdungsstoffe, je ausdauernder er trainiert wird. Diese sind, wie Erfahrung und Experiment bewiesen haben, Giftstoffe. Je schneller dieselben entfernt werden, um so schneller ist die Erholung. Der menschliche Körper ist vergleichbar dem Ofen. Beschickt man denselben mit Heizmaterial und schließt frühzeitig die Ofenklappe, so wird das Feuer nur langsam glimmen und allmählich ausgehen und viel unverbrannte Schlacken zurücklassen; öffnet man dagegen die Ofenklappe, gewährt also der Luft ausgiebigsten Zutritt in den Ofen, so wird das Feuer lustig und hell aufflackern und das Heizmaterial vollkommen und ohne Bildung von Schlacken verbrennen. Wenn im menschlichen Körper die Millionen Oeffnungen der Haut zum Eintritt für Licht und Luft offenstehen, so wird auch das Lebensfeuer hell brennen und alle, auch die schwerverbrennbaren Heizstoffe des Körpers vollkommen verbrannt werden. So wird die Bildung von Belastungs- und Ermüdungsstoffen hintangehalten, so aber auch für eine schnelle und ausgiebige Erholung gesorgt. Denn die Giftstoffe treten ungehindert an die Oberfläche des Körpers und werden hier durch die Desinfektionskraft des Lichtes unschädlich gemacht, von der Feuchtigkeit der Luft, dem Regen etc. abgewaschen, von dem Winde verweht. Gleichzeitig erfolgt von denselben Naturkräften der stete Antrieb zu erneuter Bewegung. So sehen wir denn auch in der Praxis die Nacktgymnastik sich als eine charakteristisch unbelastete vollziehen. Geist und Seele sind freudig animiert, der Körper arbeitet spielend. (Fig. 35, 36, 37, 38.) Die Krafterzeugung, der schönheitliche Aufbau und die Erziehung des Körpers zur Ausdauer, geschehen ungehindert und vollkommener.

b) Die Hilfsmittel des Nackturnens.

Der Nacktturner hat nun zur Erlangung einer gesundheitlichen Entwicklung seines Körpers zu Kraft und Schönheit mehrfache Hilfsmittel. Sobald er in irgend einem Teile des Körpers die Ermüdung fühlt, tut er gut, sich denselben zu streichen und zu reiben, d. h. sich selbst zu massieren. Er bringt durch die Selbstmassage die Ermüdungsstoffe zur schnellen Aufsaugung und wird wieder schnell übungsfähig.

Ein weiteres Hilfsmittel ist die richtige Anwendung des Wassers. Wenn der Körper durch die Bewegung und unter dem Einfluß des Lichtes und der Luft in den Zustand erhöhter Reaktionsfähigkeit gekommen ist, unterstützt man die Abhärtung,

d. h. die Anpassung des Körpers an sämtliche Licht-Luftfaktoren, die durch das Luftbad an sich schon in hohem Maße erzielt wird, durch den systematischen Gebrauch des Wassers. Man beginne nicht gleich mit schroffen Temperaturgegensätzen, sondern mit Temperaturen, welche der Körpertemperatur ziemlich nahe kommen und gehe erst allmählich entsprechend der Individualität des Körpers zu extremen Temperaturen über, bis man jede beliebige Temperatur ertragen gelernt hat. Man wähle auch nur kurzdauernde Wasserprozeduren z. B. milde Douchen auf Brust und Rücken in Dauer von 10-15 Sekunden, Halbbäder in Dauer von 6-8 Sekunden etc. und ähnliche Prozeduren. Die mit der Wasseranwendung verbundene Reinlichkeit des Körpers ist ein weiterer Gewinn desselben. Sehr wichtig ist für die Benutzung des Wassers, namentlich wenn man dasselbe kalt gewählt hat, die Sorge für schnelle Wiedererwärmung des Körpers in der einen oder anderen Weise, durch Bewegung, Umhüllung, Besonnung etc.[8]

[8] Siehe Rieder, Prof. Dr., Körperpflege durch Wasseranwendung. Mit vielen Abbildungen. Eleg. geb. 2 M. — Verlag von E. H. Moritz, Stuttgart.

c) Die hygienische Regelung des ganzen Lebenshaushaltes.

Schließlich ist die hygienische Regelung des gesamten Lebenshaushaltes von ungemeiner Wichtigkeit. Eine nüchterne, reizlose und mäßige Ernährung, welche der Individualität des Menschen und der Kraft seiner Verdauungsorgane angepaßt ist, wird einen Kraftaufbau am meisten begünstigen. Alkohol in jeder Form, Gewürze, Nikotin, Kaffee, schwarzer Tee und sonstige empfohlene Anregungsmittel sind Genußmittel, welche zwar im Augenblick der Ermüdung das trügerische Gefühl der Frische und Anregung geben. Man bedenke aber bei ihrem Genusse stets, daß sie keine Krafterzeuger sind, sondern daß sie nur die Reservekräfte des Körpers anregen und verbrauchen, die letzte Kraftquelle ausschöpfen und die Ermüdung, die nach ihrem Gebrauche nachfolgt, eine krankhafte Erschöpfung des Organismus bedeutet. Das Zuviel der Nahrung schafft Faulheit und Ungelenkheit der Glieder und erzeugt Belastungsstoffe, welche den Körper namentlich bezüglich der Ausdauer behindern. Die Temperatur der Nahrung komme der Körpertemperatur möglichst nahe; die sehr heiße oder kalte Nahrung wirkt wie die gewürzige Nahrung als innerer Reiz, welcher erschöpft. Das gute Zerkauen der Nahrung schafft eine höhere Ausnutzbarkeit derselben. Gewohntgemäßiger Gebrauch von reichlichen Flüssigkeiten, wie Suppen, Getränken (auch Wasser und Limonaden) sind überflüssig und eventuell schädlich. Sie verdünnen und spülen die Verdauungssäfte aus, schwemmen den Körper auf, machen ihn weich und nachgiebig, nutzen die Nieren, Blutgefäße und das Pumpwerk des Herzens vorzeitig ab, und machen den Körper wenig ausdauernd. Man trinke nie ohne Durst. Derjenige Durst, welcher sich durch Gurgeln mit klarem Wasser oder durch den Genuß fester Nahrung überwinden läßt, ist kein Durst, sondern nur etwas Angewöhntes.

Die Mäßigkeit im geschlechtlichen Verkehr ist für die Erzeugung von Kraft und Ausdauer ebenfalls von immenser Wichtigkeit. Man bedenke, daß jeder Beischlaf eine bestimmte Menge Lebenskraft des Körpers verausgabt, und daß jede Vergeudung dieses Kraftkapitals zu einem frühzeitigen Bankerott führen muß. Nur der Ueberschuß an Lebenskraft, die Kraftzinsen, dürfen ohne Schädigung verbraucht werden.

Da wir unter den heutigen Kulturverhältnissen nur wenig Gelegenheit zur ausgiebigen Lüftung des Körpers haben, so müssen wir durch richtige Bekleidung und Schlafen in gut ventilierten Räumen einen möglichst guten Ausgleich zu schaffen suchen.

Tafel XII.

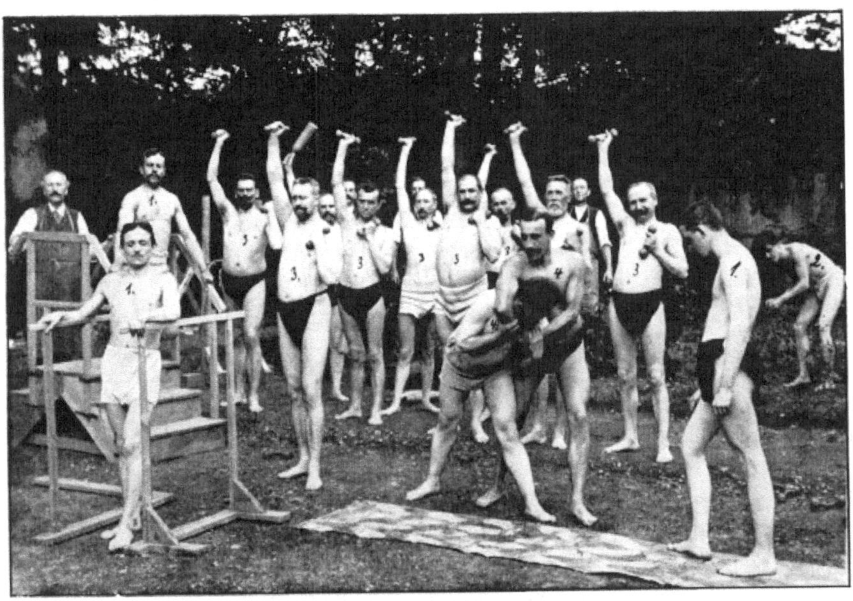

Fig. 35. **Von kleinster zur grössten Arbeit.**
1. Rückenmärkler machen Gehübungen. 2. Patient die Blumen beschneidend. 3. Bei den Hantelübungen. 4. Ringer (Genickfallgriff).

Tafel XIII.

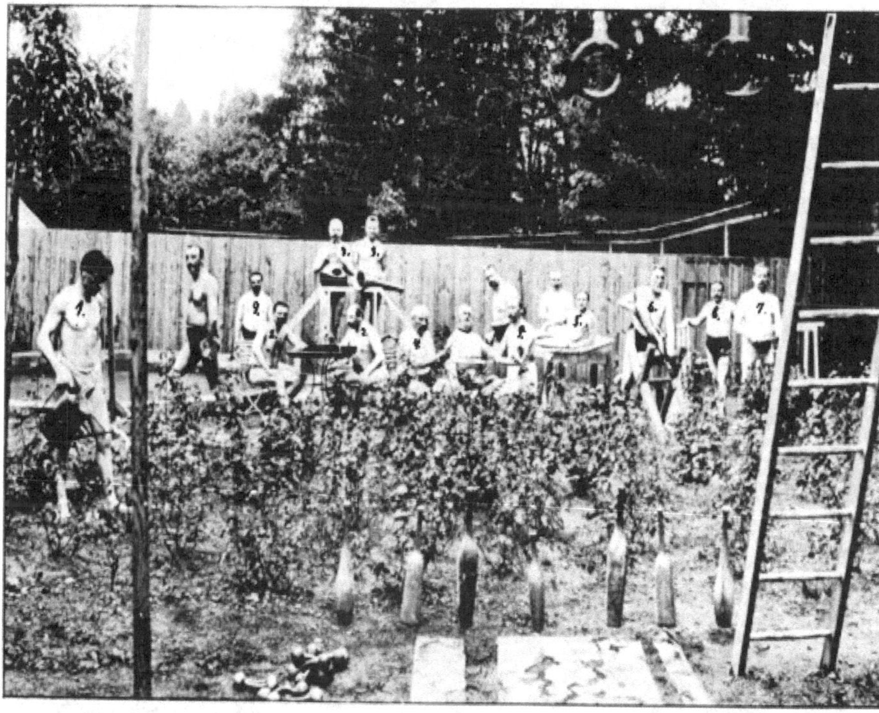

Fig. 36. **Vergnügen und Arbeit im Luftbad.**
1. Der Blumengießer. 2.2. Die Schachspieler. 3.3. Die Luftbadkapelle. 4.4. Ein Spielchen „66". 5. Massage. 6. Holzsägen. 7. Holzhacken. 8. Rückenmarkskranker seine Gehübungen verrichtend. 9. Patient „tritt Wasser" im großen Bassin.

Unsere K l e i d u n g darf deswegen nicht beengend, sondern muß locker, luftig, und dabei porös sein, so daß wir am Körper stets eine Luftventilationsschicht behalten. Imprägnierte und gestärkte Bekleidung hindert den Luftzutritt. Im übrigen müssen wir Farbe und Gewebsart nach der Individualität unseres Körpers, nach der Jahreszeit und dem Grade unserer Abhärtung einrichten. Beengendes Schuhzeug verändert nicht nur die Form unserer Füße zum Nachteil, sondern behindert auch Gelenkigkeit und Kraftentwicklung derselben. Was aber ein festes Stehen bedeutet, wenn die Zehen und die Sohle im stande sind, sich gleichsam am Erdboden festzukrallen, weiß der Ringer besonders hoch zu schätzen.

Tafel XIV.

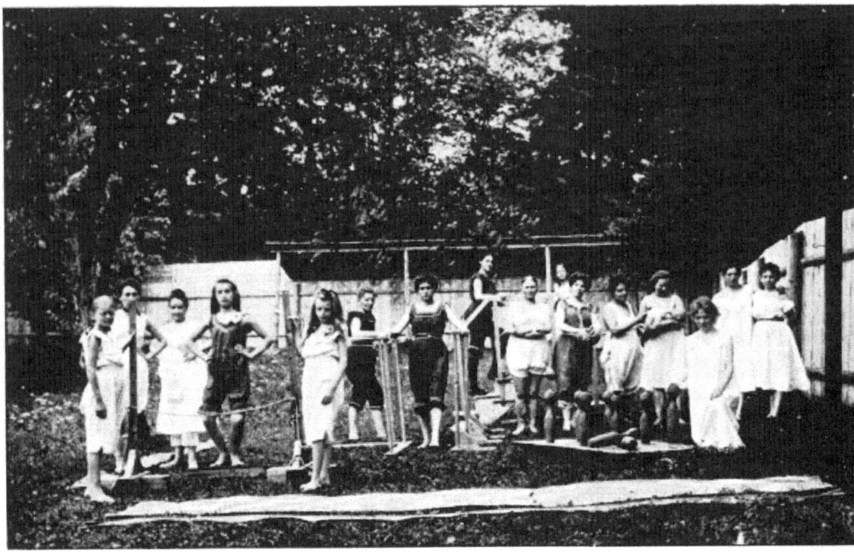

Fig. 37. Turnen und Spielen der Frauen und Kinder.

Tafel XV.

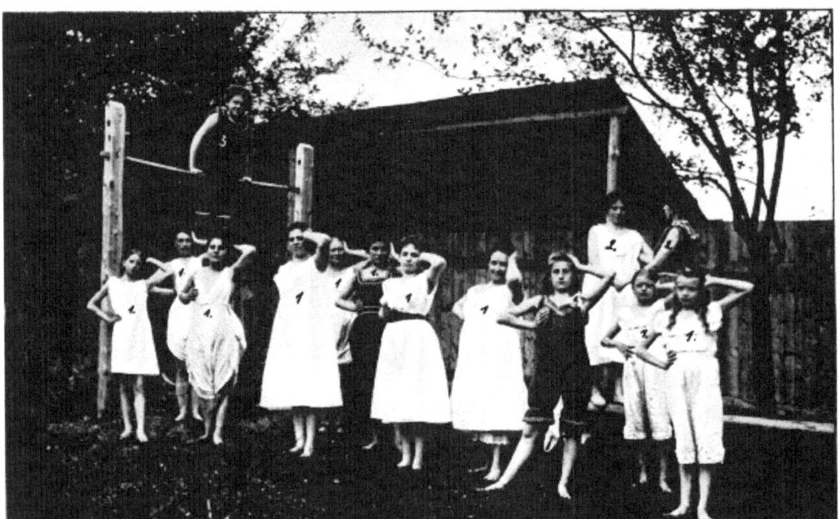

Fig. 38. **Gesundheitsarbeit der Frauen und Kinder.**
1. Einseitiges Tiefatmen. 2. Gleichgewichtsübungen am Schwebebaum. 3. Am Reck.

Der Schlafraum muß stets gut ventiliert und der Luftzutritt am besten durch ein geringes Offenstehen der Fenster gewährleistet sein. Es kommt nicht auf ein Schlafen in kalten Räumen an; dieses kalte Schlafen kann gelegentlich sogar von Nachteil sein; sondern die Lufterneuerung ist das Wesentliche. Denn der Luftvorrat eines Raumes wird in bestimmter Zeit je nach seiner Größe und nach der Zahl der Atmenden mehr oder weniger rasch verbraucht. Eine einmal verdaute Speise pflegen wir wegen der Unappetitlichkeit und Schädlichkeit nicht zum zweitenmale zu genießen; dies gilt auch für den Genuß der Luftspeise. Auch der Luftkot sollte nicht wiederum als Atmungsspeise gebraucht werden.

d) Licht-Luftbadregeln.

Um mit Vorteil in Licht und Luft zu baden, muß der Anfänger gewisse Regeln beobachten. Am besten ist es für denselben in der warmen Jahreszeit bei sonniger Witterung mit dem Licht-Luftbaden zu beginnen und zwar den Körper zunächst nur teilweise den Witterungsfaktoren auszusetzen, allmählich ein Kleidungsstück nach dem anderen abzulegen und die Zeit des Badens anfangs nur kurz zu bemessen, bis eine völlige Gewöhnung an die Luftfaktoren eingetreten ist. So wird der Badende stärkere Reaktionen des Körpers vermeiden. Bei grellem Sonnenlicht ist es gut, den Aufenthalt in der Sonne mit dem im Schatten häufig zu wechseln, sowie beim Liegen oder Stillstehen in der Sonne die Lage des Körpers öfters zu wechseln, damit nicht ein Teil des Körpers einseitig besonnt wird. Sonst entsteht bei den zartbehäuteten Menschen sicherlich eine Hautentzündung, welche durch lästiges Hautjucken, ja schmerzhaftes Brennen, während mehrerer Tage dem Badenden den Licht-Luftgenuß verleidet. Ist der Sonnenbrand jedoch eingetreten, so fette man, um die Spannung der Haut zu vermindern, dieselbe mit einem reinen Pflanzenfett ein, und lege darüber kühlende Wasserkompressen und setze den entzündeten Teil nur mäßig und nur mit Hemd oder einem anderen kühlen Leinentuch bedeckt, der Luft in den nächsten Tagen aus; hüte sich aber kühles Wasser aufzugießen und den benetzten Körper abermals ungeschützt der Sonne anzusetzen; eine stärkere Entzündung wäre die Folge. Kaltes Wasser soll selbst der Abgehärtete nicht unmittelbar auf die sonnendurchglühte Haut einwirken lassen, sondern der Wasserabkühlung stets erst eine gewisse Luftabkühlung vorangehen lassen. Die Haut wird sonst zu spröde und die Nerven von der Peripherie aus zu stark gereizt. Der Kopf sollte anfangs durch eine helle Bedeckung geschützt werden. Scharlach- und masernähnliche Ausschläge, wie sie häufig im Luftbade beobachtet werden, sind als Selbstreinigung des Körpers aufzufassen und dürfen nicht zum Aussetzen des Luftbadens veranlassen. Die licht- und luftgewöhnte Haut des Europäers tauscht ihre weiße Farbe gegen eine bronzegefärbte ein. Bei kalter Luft soll man für ausgiebige Bewegung bis zur

Schweißerzeugung sorgen. Der ausgebrochene Schweiß ist abzuwaschen. Tritt Frösteln oder Gänsehaut auf, so reibe man den Körper trocken bis zum Ausgleich. Bei Regen soll man das Luftbad nicht unterbrechen, sondern durch stärkere Bewegung ein etwaiges Kaltwerden des Körpers ausgleichen. Diese Regeln gelten für den gesunden Menschen, der Kranke hole sich vor dem Luftbade vom Arzte das Lichtluftrezept. Nierenkranke müssen besonders naßkalte Luft scheuen, nur sonnendurchglühten, trockenen, warmen Erdboden mit bloßen Füßen betreten, sonst stets die Füße mit warmer Fußbekleidung bewaffnen.

e) Die Aufstellung eines individuellen Bewegungssystems.

Ebenso wie die Kenntnis und die richtige individuelle Anwendung der Lichtluftbadregeln ist auch die richtige individuelle Ausnutzung der Bewegungsgesetze notwendig. Deshalb muß derjenige, der seinen Körper in das richtige Kraft- und Schönheitsverhältnis bringen will, sich ein System der Bewegung schaffen, das seiner Individualität Rechnung trägt.

Dazu ist es notwendig, daß er zunächst die schwachen Punkte seines Körpers ausfindig macht und dieselben solange übt, bis sie in die Kraft- und Schönheitsproportionen des Körpers völlig hineinpassen.

Dies erreicht er auf mehrfache Weise. Die einfachste Methode ist die, daß er im Zimmerluftbade den nackten Körper vor dem Spiegel durchmustert. Entdeckt er dabei, daß er z. B. dünne Waden und dicken Bauch besitzt, so wird er die Waden- und die Bauchmuskulatur solange üben, bis der Ausgleich erfolgt ist. Ist der Vorderarm im Verhältnis zum Oberarm dünn, so wird er die Vorderarmmuskeln besonders anstrengen. Eine zweite Art, die schwachen Körperteile aufzufinden, ist die durch Messung. Dieselbe muß eine doppelte sein, nämlich erstens in Rücksicht auf die Dicke der Gliedmassen. Und zwar muß das Dickenverhältnis von Arm und Bein und Hals etc. der einen Körperhälfte und dann das gegenseitige Verhältnis beider Körperhälften festgestellt werden. Zweitens müssen die Längenproportionen des Körpers gemessen werden. Nur so wird man die Disharmonie im Körperaufbau erkennen und ein System des harmonischen Ausgleichs aufstellen können.

Zur Anleitung, die Dickenverhältnisse des Körpers zu messen, diene nebenstehende Maßfigur und folgende Erläuterungen.

Wade, Hals und der gespannte Oberarm sollen gleich dick sein; der Umfang der Faust ergibt die Größe des Herzens.

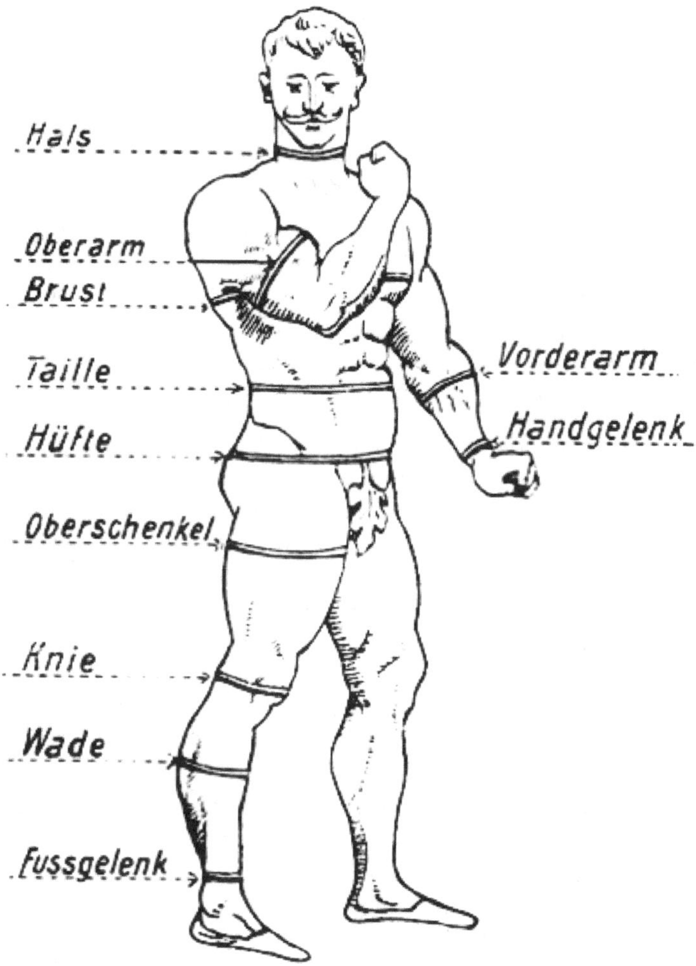

Fig. 39. Die Dickenverhältnisse des Körpers.

Der Brustumfang, gemessen in der Höhe der Brustwarzen, soll mindestens die Hälfte der Körperlänge betragen. Der Unterschied der Brustmaße bei tiefster Ein- und Ausatmung soll mindestens 8 cm groß sein.

Bei ausgewachsenen Männern beträgt der Tiefendurchmesser oben 16,5 cm, unten 19,2 cm; der Breitendurchmesser 26 cm. Beide Brusthälften sollen gleich groß und gleichmäßig erweiterungsfähig sein.

Zahl der Atmungen in der Minute 16-20; Zahl der Pulsschläge bei Kindern 100-140, bei Erwachsenen 60-80, bei Greisen 70-90. Die Pulsschläge müssen regelmäßig sein.

Zur Bestimmung der Längenverhältnisse des Körpers diene der Proportionsschlüssel nach C. Schmidt und G. Fritsch.

Bereits im Altertum hat man Proportionslehren aufgestellt. Auf naturwissenschaftlicher Grundlage entwickelte in neuerer Zeit C. Carus eine solche, indem er die „freie" Wirbelsäule (= Hals- + Brust- + Lendenwirbelsäule) zum Ausgangspunkt der Vergleichung nahm. Der Maler X. Schmidt nahm die Beckenwirbelsäule als vierten Abschnitt hinzu und Prof. G. Fritsch verbesserte diese Methode. Dieselbe hat die Vorzüge der Einfachheit der Konstruktion, Exaktheit der Messung und leichten Berechnung. Mit Hilfe dieses Proportionsschlüssels kann man leicht an der Photographie eines lebenden Körpers die Proportionsfehler ablesen.

Das bestimmende Grundmaß (= modulus) ist die Länge der Wirbelsäule, gemessen vom unteren Rand des Nasenstachels bis zum unteren Rande der Schamfuge beim Mann, bis zum oberen Rande derselben beim Weibe. Dieses Grundmaß WW_1 wird in vier gleiche Teile WB, BM, MN, NW_1 geteilt; setzen wir eine ¼ Maßeinheit (Untermodulus) KW nach oben hin an, so erhalten wir die Oberhöhe des Körpers KW_1 vom Scheitel bis zur Schambeinfuge, haben also nun 5 gleiche Maßeinheiten. Errichten wir auf der Grenze der 2. und 3. Maßeinheit, in B auf der Oberhöhe KW_1 nach beiden Seiten eine Senkrechte von der Länge einer Teil-Maßeinheit, so erhalten wir links den Drehpunkt des linken Schultergelenks Sch.l, rechts den entsprechenden Drehpunkt Sch.r. Konstruieren wir in gleicher Weise in W_1 nach links und rechts Senkrechte von der Länge einer halben Teilmaßeinheit, so bekommen wir links den Drehpunkt des linken und rechts den Drehpunkt des rechten Hüftgelenks. Verbinden wir nun die Hüftgelenk- und Schultergelenkpunkte der entgegengesetzten Seiten, so schneiden sich diese im Nabelpunkte N. Ziehen wir weiter von den Schulterdrehpunkten Linien durch den Nasenstachelpunkt W und von K aus Parallelen zu diesen, so erhalten wir das Kopfquadrat K, Gl, W, Gr, dessen quere Diagonale der Gesichts- resp. Kopfbreite entspricht. Konstruieren wir schließlich in der Höhe des oberen Brustbeinrandes, im Grenzpunkt der 2. und 3. Teilmaßeinheit, in B, Parallele zu Sch.l W und Sch.r W, so schneiden diese die Schulterhüftlinien und wir erhalten den linken und rechten Brustwarzenpunkt, Br Wl und Br Wr.

Für die Länge der Gliedmassen bekommen wir folgende Proportionen:

Obere Extremität:

Sch.l-BrWr, linkes Schultergelenk bis rechte Brustwarze = Sch E = Oberarmlänge,

Sch.r-N, rechtes Schultergelenk bis Nabel = UE = Unterarm,

N-H, Nabel bis Hüftgelenk = UP = Hand.

Untere Extremität:

Br Wl-Hr, linke Brustwarze bis rechte Hüfte = HKn = Oberschenkel,

Br Wl-Hl, Brustwarze bis Hüfte derselben Seite = KnF = Unterschenkel.

Die Fußhöhe ist annähernd gleich einem halben Untermodulus, die Fußlänge gleich einer reichlichen Unterarmlänge. Die gesamte Körperlänge KL = 10⅓ Untermoduli. Der Brustwarzenabstand ist gleich einer Kopflänge. Das Verhältnis von Kopflänge zu Untermodulus ist wie 3 : 4.

Hiernach ist es leicht, durch Vergleich mit der „normal-idealen" Gestalt die Abweichungen des eigenen Körpers festzustellen.

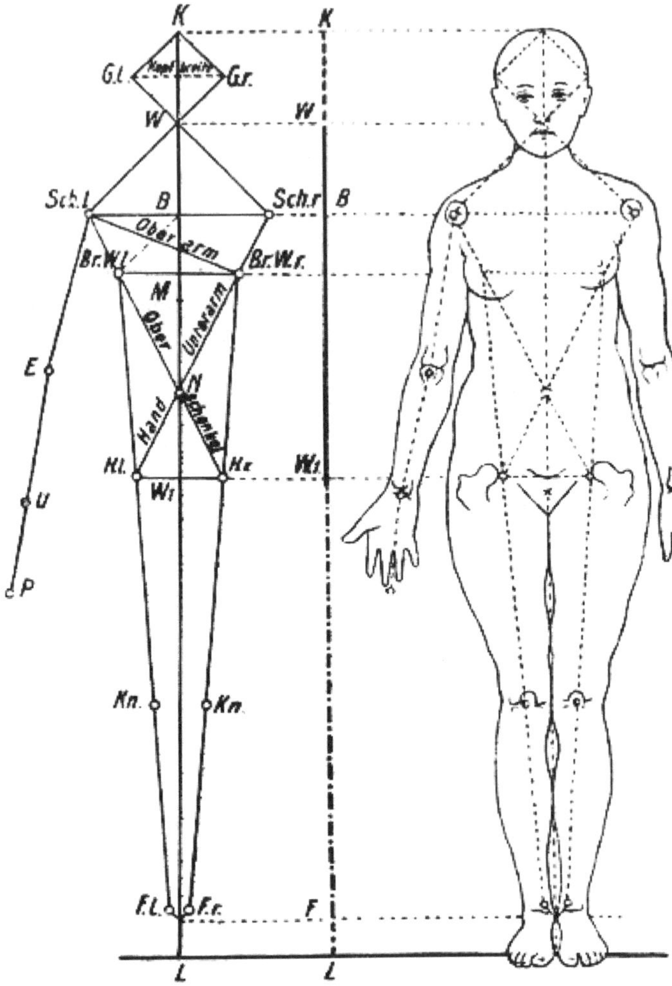

Fig. 40. Proportionsschlüssel.

Die dritte Methode, die schwachen Punkte des Körpers aufzufinden, ist die Durchmusterung des Körpers während der praktischen Uebungen. Man muß dieselben nur recht vielseitig gestalten, um zu einem richtigen Resultat zu kommen. Der Ermüdungsschmerz, die mangelnde Geschicklichkeit und Ausdauer werden bei einiger Selbstbeobachtung von selbst deutlich.

In der heutigen Kultur wird durch das Geistestraining während der Schulzeit und durch die hochgesteigerten Anforderungen des Beruflebens abnorm viel Zeit verbraucht. Es bleibt uns zur Uebung unserer Sinnesorgane und unseres Körper keine Zeit übrig. Anregungen zur körperlichen

Betätigung und Oertlichkeiten, die bequem und leicht zu erreichen und kostenlos zu benutzen sind, mangeln. Ein ein- oder zweimaliges Ueben in der Woche ist zur Erlangung starker, schöner und gesunder Körper, zu wenig. Die systematische körperliche Verkrüppelung durch die Schule wird solange bestehen, als nicht mindestens 1-2 Stunden täglicher systematischer und individueller Körperpflege getrieben wird, die genau so streng wie jede geistige Leistung zensiert wird. Das gesamte Lernpensum der Körperübungen müßte in einzelne Klassenpensen entsprechend Anlagen und Altersstufen eingeteilt werden, eine Versetzung in die nächst höhere Turnklasse dürfte nicht früher stattfinden, als das Pensum der früheren Klasse spielend beherrscht wird, und nicht eher dürfte der Gymnasiast oder Realschüler das Reifezeugnis erhalten, ehe er nicht das Pensum der Turn-Prima absolviert und darüber sein Staatsexamen abgelegt hat.

Solange nun aber die Einseitigkeit unserer Ausbildung und die angeführten Kulturmängel weiterbestehen, müssen wir uns mit privaten häuslichen Uebungen behelfen. Große Turnapparate im Hause aufzustellen, verbieten Platz- und Geldmangel. Der Nacktturner wird deshalb für seine körperliche Ausbildung ein System wählen müssen, das er ohne Apparate mit Leichtigkeit im eignen Heim gebrauchen kann.

Vielerlei Systeme und Anweisungen sind für die Zimmergymnastik empfohlen worden, sie entbehren jedoch in der Mehrzahl trotz vieler Vorzüge nicht der Nachteile. Am besten erscheint mir noch das sogenannte Sandow-Hantelsystem. Aber auch dieses ist nicht fehlerfrei, hauptsächlich aus dem Grunde, weil es nicht genügend die Atemschulung, das Geschmeidigmachen des Körpers und seine Kraftproportionen berücksichtigt. Das Leben fordert aber gerade von uns Geschicklichkeit und Ausdauer und erst in zweiter Linie Kraft.

Was die Kraftproportionen des Körpers betrifft, so verweise ich auf die hervorragenden, wissenschaftlichen Aufschlüsse, die uns Dr. Herz in Wien durch seine Untersuchungen brachte. Er bestimmte experimentell die mittleren Zugkräfte der einzelnen Muskelgruppen und das Verhältnis der Kräfte der verschiedenen Muskelgruppen untereinander. Dieses wissenschaftliche Ergebnis habe ich für die Aufstellung des von mir empfohlenen Systems benutzt. Sämtliche Muskeln beider Körperhälften werden nacheinander in bestimmtem systematischen Aufstieg und bestimmtem Wechsel geübt. Geschicklichkeits- und Atemübungen wechseln mit Kraftübungen. Die Uebungen sind regelmäßig und täglich vorzunehmen und mit Energie, d. h. mit sog. doppelter Muskelspannung zu Ende zu führen. Für die Zeit der Uebungen ist festzuhalten, daß sie nicht unmittelbar nach einer größeren Mahlzeit auszuführen sind, sondern erst, nachdem mindestens 2 Stunden nach derselben vergangen sind. Auf die Uebungen folgt am besten Ruhe oder eine Mahlzeit, oder beides. Der siebente Tag ist ein Ruhetag, an dem man ohne Hanteln mehrmals jede bringt. Diese Energiebetätigung des Gehirns wirkt krafterhaltend. Das Prinzip der Muskelspannung betätige man auch an allen unfreiwilligen Ruhetagen z. B. auch auf Reisen.

Ein- bis zweimal wöchentlich oder noch öfter suche man in Kräfte- und Gewandtheitskonkurrenz mit anderen zu treten gelegentlich gemeinsamen Turnens am besten durch Ringen. Was für die Männer die Griffkunde ist, bedeutet für die Damen die Tanzkunst. Auch jede sonstige körperliche Betätigung, die der Beruf oder eine andere Gelegenheit schaffen, benutze man freudig. Die Uebungen führe man möglichst unter Kontrolle des Gesichts, d. h. vor dem Spiegel aus. Die stete Beobachtung der Fortschritte im Kraftaufbau und schönheitlicher Modellierung des Körpers schaffen Freude am Erreichten und regen zu neuem Streben an. Man arbeite bei gleichzeitiger Kritik des Verstandes unter Beobachtung aller aufgeführten Gesundheitsregeln und unter Berücksichtigung der als schwach im Körper erkannten Punkte. Man steigere Zahl und Schwierigkeit nicht früher als bis man das alte Pensum wirklich beherrscht. Man bleibe sich bewußt, daß jedes System stets eine Verallgemeinerung ist, das nicht für alle Verhältnisse paßt, das man stets zum eignen Nutzen individuell gestalten muß. Nur so wird das, was man durch systematische und individuelle Nacktgymnastik erreicht, eine Kulturarbeit für die eigene Person und für die Allgemeinheit.